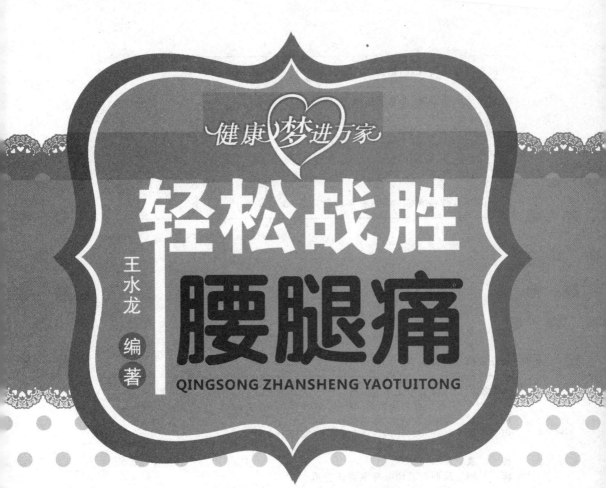

健康梦进万家

轻松战胜腰腿痛

王水龙 编著

QINGSONG ZHANSHENG YAOTUITONG

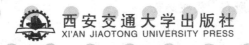

西安交通大学出版社
XI'AN JIAOTONG UNIVERSITY PRESS

图书在版编目(CIP)数据

轻松战胜腰腿痛/王水龙主编. —西安:西安交通大学
出版社,2015.1
ISBN 978 - 7 - 5605 - 7087 - 7

Ⅰ.①轻…　Ⅱ.①王…　Ⅲ.①腰腿痛-防治
Ⅳ.①R681.5

中国版本图书馆 CIP 数据核字(2015)第 030133 号

书　　名	轻松战胜腰腿痛	
编　　著	王水龙	
责任编辑	赵文娟	
出版发行	西安交通大学出版社	
	(西安市兴庆南路 10 号　邮政编码 710049)	
网　　址	http://www.xjtupress.com	
电　　话	(029)82668357　82667874(发行中心)	
	(029)82668315　82669096(总编办)	
传　　真	(029)82668280	
印　　刷	陕西奇彩印务有限责任公司	
开　　本	727mm×960mm　1/16　印张 13.25　字数 149 千字	
版次印次	2015 年 5 月第 1 版　　2015 年 5 月第 1 次印刷	
书　　号	ISBN 978 - 7 - 5605 - 7087 - 7/R · 763	
定　　价	29.80 元	

读者购书、书店添货,如发现印装质量问题,请与本社发行中心联系、调换。
订购热线:(029)82665248　(029)82665249
投稿热线:(029)82668805　(029)82667663
读者信箱:xjtumpress@163.com

从此告别腰腿痛！

腰痛可称得上是"大众病"，很少有人没有出现过腰痛的毛病。据资料显示，生活中有70％～80％的人深受腰腿痛之害。在医院的疼痛门诊中腰腿痛患者占半数以上。可以说腰腿痛的原因极其复杂，疼痛时间少则几天，多则几十年。但在现实生活中有些人却认为腰腿痛病是小毛病，而不注意防治，待腰腿痛病情发展到严重程度时，才后悔莫及。我们平时遇到的腰腿痛病有很多种，如腰椎间盘突出症、急性腰扭伤、坐骨神经痛、棘上棘间韧带损伤、梨状肌损伤综合征等是最常见的腰腿痛病，腰部受凉也容易引发腰腿痛。

腰痛病多数会放射到下肢引起疼痛，所以在此将腰腿疼痛共同论述。腰腿痛病常表现为麻、酸、胀、刺痛等。这些症状常发于中老年人，给生活和工作带来一定的影响。腰腿痛病除了上述原因外，还常因其他疾病所致，如肾盂肾炎、肾结核、附件炎、盆腔炎、前列腺炎、溃疡病等，尤其是十二指肠球部穿透溃疡最易引起腰痛。所以，对待腰腿痛病无论疼痛是否严重，都要引起重视，以免延误病情，造成大的损失。

本书较为详细地介绍了腰腿痛防治的医学科普知识，包括脊柱的解剖、生理、腰腿痛的起因、症状、预防、治疗、饮食、起居等方面的知识。重点介绍了民间一些取材容易、操作简便、行之有效的治疗方法，以便于腰腿痛患者进行家庭康复治疗。本书内容丰富，文图并茂，文字流畅，通俗易懂，融知识性、科学性、实用性为一体，适合腰腿痛患者及基层医务工作者阅读。由于作才水平有限，如有不妥之处，敬请批评指正。拥有此书，将使你从此告别腰腿痛的烦恼！

目录 contents

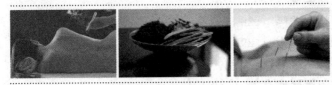

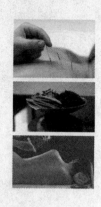

第三章　饮食自疗,在美味中除去腰腿痛 / 77

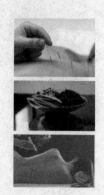

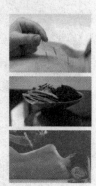

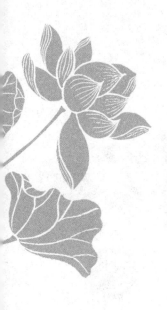

第一章

认识腰部生理，关注腰部健康

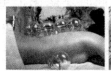
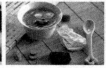
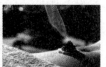

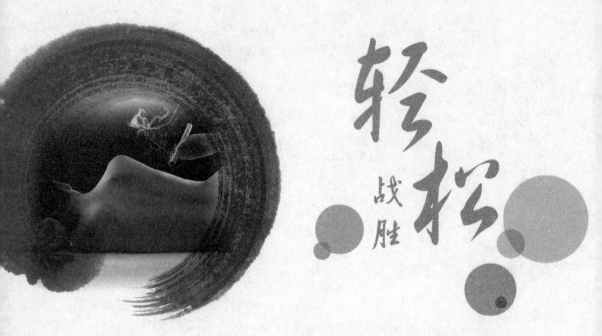

轻松
战胜

🌸 人体脊柱是如何组成的

　　脊柱是身体的支柱,上部长,能活动,好似支架,悬挂着胸壁和腹壁;下部短,比较固定,身体的重量和所受的震荡即由此传达至下肢。脊柱由26块脊椎骨合成,即颈椎7块、胸椎12块、腰椎5块、骶骨1块、尾骨1块,骶骨系由5块,尾骨由4块组成。这样众多的脊椎骨,由于周围有坚强的韧带相连系,能维持相当稳定,又因彼此之间有椎骨间关节相连,具有相当程度的活动。脊柱的前面由椎体堆积而成,其前与胸腹内脏邻近,不但可以保护脏器本身,同时还能保护至脏器的神经、血管,其间仅隔有一层较薄的疏松组织。随着身体的运动载荷变化,脊柱的形状可有相应的改变。组成脊柱的脊椎骨与脊椎骨之间由椎间盘构成,椎间盘是一个相当柔软又能活动的结构。脊柱的活动取决于椎间盘的完整和相关脊椎骨关节突间的和谐。人体脊柱的整体观如图1-1所示。

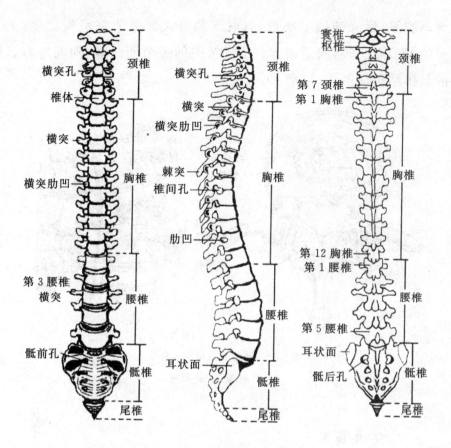

图 1-1　脊柱的整体观示意图

A. 前面观；B. 侧面观；C. 后面观

🌸 腰椎是脊柱的重要组成部分

　　腰椎位于身体的中段，上连颈、胸椎，下连骶椎。腰椎共有 5 块，腰椎的椎体较腰椎和胸椎大而厚，主要由松质骨组成，外层的密质骨较薄。椎体呈横肾形，上下面平坦，周缘有环形的骺环，环中骨面粗糙，为骺软骨板的附着处；前面较后面略凹陷。椎弓根粗大，椎骨上切迹较浅，椎骨下切迹宽而深，椎弓板较胸椎宽短而厚。椎孔呈三角形、椭圆形、近三叶草形或三叶草形。棘突为长方形的扁骨板，水平伸向后，上下缘略肥厚,后缘钝圆呈梨形,有时下角分叉。关节突呈矢状位,上关节突的关节面凹陷,向后内方。下关节突的关节面凸隆,向前外方。椎骨的具体结构如图1-2所示。

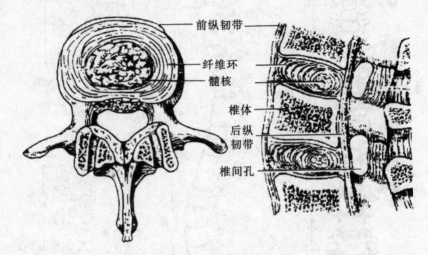

前纵韧带

纤维环
髓核

椎体
后纵
韧带

椎间孔

图1-2　腰椎骨的结构示意图

A. 上面观;B. 侧面观

🌸 小贴士

　　腰椎在胚胎生长、发育过程中较易形成一些先天性的解剖异常,如先天性的骶椎腰化有6个腰椎,先天性腰椎骶化有4个腰椎,腰5或骶1棘突有的未融合而形成脊椎隐裂,腰3横突肥大可致腰3横突综合征,腰5横突肥大可与髂骨形成假关节,腰椎椎弓根部先天性不愈合可形成椎弓峡解。所有这些先天性的畸形都有可能成为腰部疾病的病理基础,在一些诱发条件下则可能产生腰骶部疼痛及下肢疼痛、麻木等症状。

🌸 腰椎有生理曲度吗

正常情况下,腰椎前凸,顶端在腰3和腰4椎体前面。这种生理曲度是人类从婴幼儿爬行时开始到站立后逐渐形成的。在婴儿爬行时,由于腹部的重量牵拉,腰部自然凹陷,使腰椎生理曲度初步形成。站立后,由于负重,使椎体及椎间隙前宽后窄,椎间盘前宽后薄。

腰椎生理曲度在性别上也有一定的差异,女性一般较男性为大。腰椎生理曲度的存在是脊柱自身稳定和平衡的需要。腰椎生理曲度的变化,如果变直说明腰椎的稳定性和平衡受到了影响,某些组织就处于非正常受力状态,易发生相应部位的劳损性疼痛。有时非腰部疾病也可造成腰椎生理曲度改变,如先天性髋关节脱位可造成腰椎生理前凸增加。

🌸 腰椎生理曲度变直说明什么

腰椎的生理弯曲对保持身体各部平衡,缓冲压力有着非常重要的作用。正常的情况下,人随着年龄增长,椎间盘发生退行性变,到老年时因髓核脱水,椎间盘逐渐退化变性而变薄,腰曲可逐渐消失,腰椎生理曲度变直,出现老年性驼背。一些年轻人出现腰椎生理曲度变直,主要有以下几种原因:

(1)患者长期坐位或一个姿势工作时间太久,出现腰椎周围肌肉韧带劳损,腰椎间关节稳固性降低,出现腰椎生理曲度变直。

(2)腰肌扭伤患者因腰痛剧烈,肌肉、韧带持续痉挛,牵扯腰椎引起腰椎生理曲度变直。

(3)腰椎间盘病变患者因椎间盘退行性变,相应椎间隙表现前窄后宽,可出现腰椎生理曲度变直。

腰椎生理曲度变直,相应各椎体间椎间隙变窄,对椎间盘压力增大,可增加椎间盘病变的发病率。腰椎生理曲度变直,其维持上身平衡及缓冲压力的功能都大大降低,易产生相应疾病。另外,腰椎生理曲度变直是医生诊断腰椎疾病的一个重要依据。需要说明的是如果人的年纪过大,单纯的生理曲度变直不必过分担心,因为这是人体正常的退行性改变,平时注意腰部用力时的保护动作,避免不良姿势与过量的体力劳动即可,还可以适当地进行一些体育锻炼。

腰椎的负荷到底有多大

由于人本身就有重力的作用,所以腰椎的负荷相对较大,这是因为人在站立时,躯干、双上肢和头颈部的重量要经过腰椎向下传导,一般来说坐位时腰椎的负荷比站立时大,此时骨盆后倾,腰椎前凸消失,身体重力中心移向脊柱前方,椎间盘受压大。直坐时骨盆前倾,腰椎前凸,腰椎负荷较上述小,但仍比直立时大,当坐有腰托的坐椅时,腰椎前凸接近直立位置,负荷也较小。仰卧时脊柱减少了上身的重量,因而负荷最小。伸髋仰卧位时腰大肌紧张,增加了对脊柱的压力。屈髋仰卧位时腰部肌肉放松,椎间盘负荷减少。俯卧时,腰椎前凸增加,因肌肉牵拉而增加了腰椎间盘的负荷。人体在背、抬、搬、推、提重物等活动时,腰椎所承受的外力则更大,尤其是腰椎下部受力更大,而且除所搬物体的重量外,还与物体的大小、搬物方式及腰椎弯曲等情况有关,因此,不正确的劳动姿势,是造成腰肌劳损和产生腰背疼痛的常见原因。实验证明:咳嗽时腰3～4椎间盘的负荷有80公斤,屈膝直腰上举10公斤的重物时承受的负荷是180公斤。因此,腰椎比其他关节较易发生退行性变,尤其是椎间盘髓核的退变。这也就是有的人常说的"我的腰椎间盘突出,就是咳嗽了一声造成的"。

🌿 腰椎的连接和支持

　　腰椎的连接和支持除了骨性连接和椎间盘外,还有周围的韧带、肌肉,髋部、胸腹部的肌肉也发挥着重要的作用。主要的韧带有前纵韧带、后纵韧带、黄韧带、棘间韧带及棘上韧带(图1-3)。一旦腰椎的韧带发生损伤,也可以在不同程度上造成腰部疼痛。

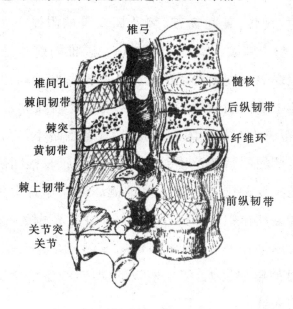

图1-3　腰椎间骨的韧带连接

　　腰部、筋部和胸腹部支持腰椎稳定的肌肉很多,直接作用于腰椎的肌肉有背阔肌、下后锯肌、骶棘肌、腰方肌、腰大肌等,间接作用于腰椎的肌肉有腹前外侧壁肌、臀大肌、股二头肌、半腱肌、半膜肌等。这些肌群以腰椎为轴心,前后左右相互平衡和协调,协助韧带维持腰椎相对稳定;维持腰椎于某一特定状态;提供动力,使腰椎产生各个方向的运动;在一定程度上承受作用于躯干的外力。外伤、劳损、受寒可使上述肌肉及其筋膜发生炎症而引起腰部疼痛等症状。

腰椎正常活动范围有多大

腰椎前屈的运动就是人们常说的"弯腰"。腰椎活动自如的人在伸膝的情况下弯腰可以用手触到脚面,似乎腰椎前屈可达到120°,其实弯腰的大部分动作在髋关节,而不是腰椎单独运动的结果。腰椎在后方的后纵韧带、黄韧带、棘间韧带、棘上韧带等的限制下,一般只能前屈45°左右,约为整个弯腰活动的1/3～1/4。腰椎的前屈是上一椎体下缘在下一椎体上缘表面向前滑动的结果。腰椎后伸运动则是上一椎体下缘在下一椎体上缘向后方滑动,此时主要是受前纵韧带及后方突起的小关节、棘突等骨性结构的限制,因此后伸范围略小,约为30°。

腰椎左右侧屈的活动范围约30°左右,侧屈时椎间隙左右不等宽,韧带的牵拉是主要的限制因素。单纯侧屈的动作日常生活中少见,多见于体育或舞蹈动作中。腰椎左右旋转的正常范围为45°左右,日常生活中单纯旋转的动作不少,但多与前屈或侧屈相伴。既前屈又旋转的动作对椎间盘的影响最大,如拖地板的动作,在生活中应该注意,尤其是腰椎有病的人群。

腰椎在正常情况下,即使活动到最大范围也不会有疼痛的感觉,在腰椎间盘突出症发病时,腰椎的活动就会受到明显的限制,主要是前屈受限,腰椎管狭窄时主要是后伸受限。且活动到一定范围就会表现疼痛或下肢麻木。

腰椎的活动范围与年龄成反比，即随着年龄的增长腰椎的各个方向上的活动范围逐渐减小。一般儿童时期腰椎的活动范围要大一些，尤其是后伸运动，从小经过训练的人可以将这种较大范围的后伸运动保持到成年。因此，腰椎的活动范围与平常的锻炼也有密切关系。体格检查时正常值只作为参考，与患者发病前的活动范围作比较更有意义。

🌸 腰椎间盘的形态构造如何

腰椎间盘由透明软骨（也叫软骨终板）、纤维环和髓核三部分构成，纤维环由坚硬的密胶质纤维形成，围以髓核（图1-4）。透明软骨板即椎体的上、下软骨面，在解剖上属于椎体各部分，但临床上与椎间盘病变密切，可视为椎间盘的一部分。透明软骨板作成髓核的上、下界，与相邻椎体分开。在椎骨发生过程中，椎体的上、下面各有一次级骨化中心，其周围虽然成骨，形成骺环，但其中心仍一直保留为软骨。5岁以前椎体上下的骨骺和骨体相融合，软骨板的大小和形状与上下相连的椎体相当，椎体上下无血管的软骨板如同膝髋关节的关节软骨，可以承受压力保护椎体，防止椎骨遭受压力，只要软骨板保持完整，椎体就不会因压力而发生吸收现象。软骨板还可视做半渗透膜，在渗透压下，水分可以扩散至无血液的椎间盘。

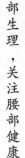

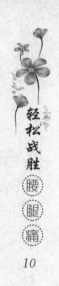

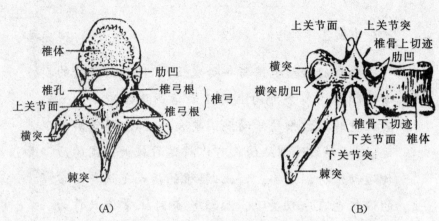

图 1-4　腰椎间盘结构示意图

A. 上面；B. 侧面

　　在上下透明软骨板的周围有一圈坚强的纤维组织，由胶原纤维及纤维软骨组成，称为纤维环，是椎间盘的最主要维持负重的组织，与上下软骨板和脊柱前、后纵韧带紧密相连。纤维环作同心层排列，各纤维的方向彼此交错，犹如肋间内外肌排列一样。相邻两层之间借黏合剂样物质相连，纤维环的前部及外侧部较后部约宽一倍，后部各层较窄，层次少，相邻层的纤维接近平行，连接的物质较少，最内层的纤维与髓核的细胞间基质相融合，无明显界限，成人纤维环由一系列板层构成，形成不完全的环，每个板层的纤维在两个椎体间斜行，并以一定角度（30°～60°）越过邻近板层的纤维，有的甚至垂直越过。纤维环相邻纤维层的交叉排列，可能与髓核对其所施内部压力有关。短纤维较长纤维更易遭受巨大的压力，不利于两椎骨间的运动，可引起放射状撕裂。纤维环连接相邻两椎体，使脊柱在运动时作为一个整体，纤维环甚为坚固，紧密附着于软骨终板上，保持脊柱的稳定性，脊柱外伤时，必须有巨大力量，使纤维环广泛撕裂，才能引起椎体间脱位。纤维环的特殊排列方向，使相邻椎体可以有轻度活动，但运动到一定限度时，纤维环紧张，又起节制的作用，限制旋转运动。

髓核在出生时比较大而软,位于椎间盘的中央不接触椎体,在生长发育过程中,髓核位置有变化,椎体后面的发育较前面为快,因此至成年时髓核位于椎间盘偏后,髓核是一种富有弹韧性半液体的胶状物质,约占椎间盘切面的 50%～60%,髓核由软骨样细胞组成,分散于细胞间基质,其中有分化较差、不太致密的胶原纤维网覆以多糖蛋白质复合物。硫酸软骨素由于其羟基能使髓核与水分结合,细胞间基质形成三维乳胶体系统。髓核含有 85% 的水分及退化的脊索残余,髓核一般位于纤维环的中部,较偏后,并不绝对位于中心。髓核随外界的压力而改变其位置及形状,其位置在不同椎体中有所不同,如在腰椎即靠前。髓核的形成由周围的纤维环及上下软骨板所固定,它为同质的基质,原纤维结构无一定排列。

腰椎间盘的功能有哪些

腰椎间盘与颈段、胸段椎间盘的功能基本相似,在介入脊柱承受躯干重量,联系肢体,保持整个身体正常的生理姿势,进行躯干的各种运动时,腰椎间盘发挥着特殊的功能,具体的功能如下:

(1)保持脊柱的高度,维持身高,随椎体的发育,椎间盘增长,以此增加了脊柱的长度。

(2)联结椎间盘上下两椎体,并使椎体间有一定活动度。

(3)使椎体表面承受相同的力,即使椎体间仍然有一定的倾斜度,但通过髓核半液状的成分使整个椎间盘承受相同的应力。

(4)缓冲作用。由于弹性结构特别是髓核具有可塑性,在压力下可变扁平,使加于其上的力可以平均向纤维环及软骨板各方向传递;由于腰椎间盘是脊柱吸收震荡的主要结构,起着弹性垫的作用,使由高处坠落或肩、背、腰部突然负荷时,起着力传导的缓冲作用,起到保护脊髓及脑部重要神经的作用。

（5）维持侧方关节突一定的距离和高度。

（6）保持椎间孔的大小，正常情况下椎间孔的大小是神经根直径的3～10倍。

（7）维持脊柱的曲度，不同部位的椎间盘厚度不一，在同一腰椎间盘其前方厚，后方薄，使腰椎出现生理性前凸曲线。

什么是腰椎间盘的生理退变

儿童的椎间盘富有弹性和极大的压缩性，甚少发生椎体骨折，年老者因椎间盘失去水分而变形，加之椎间盘本身缺乏血供或因长期反复应力过度屈伸运动，生理曲度改变，椎间盘不稳定，椎体畸形变异而发生退行性变，使脊柱正常曲度消失，活动变为不灵活。腰椎间盘随年龄增长而发生脱水和纤维性变，引起萎缩，失去固有的弹韧性。椎间盘退行性变表现为椎间隙狭窄，椎体边缘不稳和骨质密度增高，髓核后移，椎间盘进一步退变，向周围膨出，在椎体边缘掀起前纵韧带，在其下方小三角形空隙内逐渐骨化。

生活中腰椎间盘为何事故频发

腰椎间盘之所以事故频发，是因为腰椎是人体的脊柱弹簧。而要起到这样的作用，必须依赖于脊椎骨之间的"海绵软垫"——椎间盘。它由内、外两部分组成：外部是坚韧而富有弹性的纤维环，内部是白色而有弹性的胶状物质——髓核。这种结构可以使脊柱承受压力、吸收震荡、减轻冲击。不同部位的椎间盘，厚度是不一样的：胸部中段最薄，腰部最厚，因而腰部活动起来方便得多。女子的腰之所以要比男子柔软，原因也在这里。女子腰部的椎间盘比男子要厚，而且空隙要大一些。这就使她们得天独厚，能完成柔软的体操或杂技动作，而男子只能望尘莫及了。

小贴士

　　腰4～5及腰5～骶1是躯干受力最大的部位。因为人体躯干骨骼类似多个倒立的三角形，胸腰三角最大，由于尖部向下，故灵活有余，稳定不足，其中受力最大的部位是腰4～腰5及腰5～骶1。但为适应这种情况，肌肉则以相反的方向，互相交叉排列，既能使腰椎稳定负重压力，又可利用最小的力获得最大的效应，颇似帆船上的桅绳。这样就保持了腰4～腰5及腰5～骶1在正常情况下不受损伤。但即使如此，腰4～5及腰5～骶1仍然是躯干受力最大的部位，这也是绝大多数人此处腰椎间盘最易出问题的原因。

腰椎间盘突出症与腰腿痛密切相关

　　腰椎间盘突出症实则包含了腰椎间盘脱出、突出与膨出三种分别不同的腰椎间盘损伤。腰椎间盘突出症是椎间盘损伤中最为常见的一种，属于中医"骨痹"范畴，它是椎间盘退行性变，并一般为外伤所致纤维环破裂，髓核从破裂处突出，压迫腰神经根或马尾神经导致腰腿痛的一种骨科常见病。腰椎间盘突出症可称得上是真正的"大众病"。据资料显示，有70%～80%的腰腿痛患者深受腰椎间盘突出症之害。在医院的疼痛门诊中腰椎间盘突出症患者是骨伤疼痛科的主要人群。腰椎间盘突出症的原因复杂,病程少则几天,多则几十年,严重危害着人体的健康和生活质量。但现实中对此病症的预防还未得到大多数人的重视,待腰椎间盘突出症发生或病情发展到严重程度时,才后悔莫及。有人可能会问:为什么腰椎间盘易于突出呢?而且不同的人突出的部位基本相同?

(1)与腰椎间盘自身特点有关。这是因为随着年龄的增长,椎间盘退变,水分脱失,弹性和张力减退后,椎间盘纤维环容易变性而裂隙,则椎间盘髓核可经此裂隙而突出。椎间盘纤维环后部较窄,强度较差,髓核变性后易于向后方突出,但由于纤维环后方的中部有后纵韧带的加固作用,因此突出的髓核多见偏于侧后方。但亦有因后纵韧带薄弱而向中央部后方突出的,即称为中央型。另外,后纵韧带在腰 5、骶 1 平面时,宽度显著减少,对纤维环的加强作用明显减弱。所以突出部位往往在腰 4 与腰 5、腰 5 与骶 1 之间,即腰部正中下方。

(2)腰椎间盘突出症往往与用力不当有关。由于腰椎排列呈生理前凸,椎间盘后薄前厚,当人们在向前弯腰时,髓核就向后方移动,由于受到体重、肌肉和韧带等张力的影响,髓核产生强大的反抗性弹力,这反抗性弹力的大小与负重的压力大小成正比。在此情况下,如果这种力量过大或椎间盘纤维环本身已有缺陷,髓核就有可能冲破纤维环面向侧后方或中央膨出或突出,引起腰神经根、马尾神经或脊髓的压迫症状。

(3)腰椎间盘突出症往往与职业有关。腰椎间盘突出症多发于长期保持固定姿势的人群,如办公室职员、电脑操作员、会计、打字员、教师、司机等,这些人长期缺乏体育运动,体质相对薄弱,而且他们的腰椎长时间承受着静压。人体在前倾 20°坐位时,其腰椎间盘承受的压力最大,所以在"坐族"人群中,腰椎极易发生病变。再就是长时间从事重体力劳动或长期在寒冷潮湿的环境中工作的人们的腰椎也极易发生病变。因为寒冷或潮湿可引起小血管收缩、肌肉痉挛,使椎间盘的压力增加,可能造成退变的椎间盘纤维环破裂。装卸工人长时间弯腰提举重物,驾驶员长时间 坐在驾驶室里处于颠簸状态……这些长期反复的外力对椎间盘的冲撞造成的轻微损伤,经年累月地作用于椎间盘,从而使椎间盘的退变速度加快,因而这些人群也是腰椎间盘突出症的高发人群。

(4)腰椎间盘突出症往往与年龄有关。腰椎间盘突出症的发病率与年龄紧密相关,年龄越大,发病率越高,但也不是说腰椎间盘突出症与 30 岁以下的人无缘。据国内医学专家调查,目前 30 岁以下的人腰椎间盘突出症发病率急速上升。这向人们敲响了警钟,腰椎间盘突出症正悄悄地向低龄人群走来。

(5)腰椎间盘突出症往往与外伤有关。据统计,约有 1/3 的腰椎间盘突出症患者有不同程度的外伤史。常见的外伤有弯腰搬重物时腰部突然用力不当,或在腰肌尚未充分活动的情况下的搬动或举动重物,各种形式的腰扭伤,长时间弯腰后突然直腰,臀部着地摔倒等,这些外伤均可使腰椎间盘在瞬间髓核受压力超过了纤维环的应力,造成纤维破裂,髓核从破裂部突出。

腰椎间盘突出症的报警信号有哪些

据国家有关部门统计,多年来,腰腰椎间盘突出症患病率一直呈上升趋势,而且以惊人的速度逐渐由中老年人向青少年扩展。腰椎间盘突出症治疗不当或不及时会造成腰部疼痛,活动不便,下肢麻木,小便失禁,性功能障碍甚至终身瘫痪,而早期发现、早期诊断、早期治疗是提高患者生存质量的重要保证。那么,腰椎间盘突出症常见的临床报警

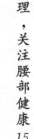

信号都有哪些呢？

（1）腰早不痛傍晚痛　腰椎间盘位于腰部每节脊椎骨之间，由于人们白天工作时大多直立身体，身体的重量可将椎间盘压扁，若往后侧突出，便会挤压紧邻的神经根，引起腰椎间盘突出症合并下肢的后外侧酸、麻、痛。腰部位于躯干的下部，承受的重量自然最多，加上腰部是整个躯干活动最频繁的地方，而随着一天中工作时间的渐久，腰椎间盘就越突出，因此腰椎间盘突出症的疼痛就越加剧。经过一晚上的休息，椎间盘又稍稍复位，压迫腰部神经根的压力减轻，腰椎间盘突出症的疼痛就获得缓解，所以这类患者往往早上腰椎间盘突出症的疼痛减轻，甚至完全 不痛，但是工作到中午过后腰椎间盘突出症即开始发作，越到傍晚就越疼痛。

🌱 小贴士

腰部组织发炎而造成的疼痛，一般是早上痛、日间轻，这与腰椎间盘突出症疼痛的表现正好相反。如腰部肌肉筋膜炎、强直性脊椎炎等，发作时间是早上醒来时最痛，经过活动后，疼痛的症状减轻。这是因为一个晚上没活动，新陈代谢所产生的废料堆积在局部组织，刺激神经而引起腰背酸痛，经过活动后血液循环加强，将这些废料带走，疼痛减轻。

（2）下肢放射痛　腰椎间盘突出多发生在腰4与腰5和腰5与骶1腰椎间隙，而坐骨神经正是来自腰4与腰5和腰5与骶1神经根，因此腰椎间盘突出症患者多有坐骨神经痛或先从臀部开始,逐渐放射到大腿后外侧、小腿外侧及足部。如腰 3 与腰 4 椎间盘突出,因腰 4 神经根受压迫,产生大腿前方的放射痛。腰椎间盘突出症下肢放射痛可在腰痛发生前出现,可与腰痛同时发生,也可在腰痛发生后出现。下肢放射痛一般多发生于一侧下肢,少数可能出现双下肢疼痛的症状。当咳嗽、打喷嚏或大小便等腹内压增高时下肢放射痛加重。患者多站立时疼痛重而坐位时轻,多数患者不能长距离步行,但骑自行车远行时则无明显困难,因为此患者多取弯腰屈髋屈膝位,可使神经根松弛,缓解疼痛。咳嗽、喷嚏、排便等腹内压增高时,可加重坐骨神经痛。腰椎间盘突出症后期,表现为坐骨神经痛重于腰背痛,或仅有坐骨神经痛。

(3)下肢感觉异常　腰椎间盘髓核突出后,可造成神经根的局部性压迫,使受累神经根支配区域出现麻木等异常感觉。腰 4 与腰 5 椎间盘突出可累及腰 5 神经根并出现大腿后侧、小腿外侧、足背外侧及拇趾背侧感觉麻木异常。腰 5 与骶 1 椎间盘突出可累及外踝及第 4、5 趾背侧皮肤感觉异常。腰椎间盘突出物压迫神经根时间较长者,可造成神经根缺血缺氧变性而出现神经麻痹、肌肉瘫痪。腰 4 与腰 5 椎间盘突出,可引起腰 5 神经根麻痹而致胫前肌、腓骨长短肌、伸拇长肌和伸趾肌瘫痪。腰 5 骶 1 椎间盘髓核突出后,骶 1 神经根受累麻痹而可出现小腿三头肌瘫痪。因患肢疼痛反射地引起交感神经性血管收缩,或因为刺激了椎间旁的交感神经纤维,引起坐骨神经痛并小腿及足趾皮肤温度降低,尤以足趾明显。此种皮肤温度降低的现象,在骶 1 神经根受压时较轻,腰 5 神经根受压则为明显。

(4)间歇性跛行　腰椎间盘突出后,由于椎间盘突出物压迫神经根,造成神经根的充血、水肿等炎性反应和缺血。当行走时,椎管内受阻的椎静脉丛充血,加重神经根的充血和脊髓血管的扩张,同时也加重了神经根的压迫而出现间歇性跛行及疼痛。患者行走时,可随着行走

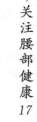

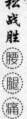

距离的增加而加重腰腿痛的症状。

（5）脊柱运动受限　腰椎间盘突出后，脊柱屈曲时，椎间盘前部受到挤压，后侧间隙加宽，髓核后移，使突出物的张力加大，牵拉神经根而引起疼痛。当腰部后伸时，突出物亦增大，且黄韧带皱褶向前突出，造成前后挤压神经根而引起疼痛。所以疼痛限制了脊柱的活动。另外，腰椎间盘突出后约有90％以上的患者有不同程度的姿势性代偿脊柱侧凸，多数凸向患侧，少数凸向健侧，侧弯能使神经根松弛，减轻疼痛。如果没做什么强烈运动，只是弯腰拿了点东西，或洗脸、起床叠被就突然腰扭伤，那就要注意了。虽然这种扭伤休息几日或热敷、口服止痛药后疼痛就能消失，但它可能是腰椎间盘突出症的早期信号。

小贴士

如果有人腰部梦中痛醒，况且好发于夜深人静时，这往往是人人闻之色变的肿瘤引起的疼痛，这种癌症痛有一个特征，那就是在痛处轻轻敲击，通常会加剧疼痛，这与一般肌肉酸痛轻轻拍打反而较为舒适正好相反。由此可见的腰痛的时间与病因有着十分重要的联系，有腰痛的人如果能了解腰痛与疾病的信号对于疾病早期治疗有一定的作用。

腰椎的血液供应来自哪里

供应脊柱的动脉主要来自节段性动脉。颈段来自椎动脉、胸段来自肋间后动脉、腰段来自腰动脉、骶段来自骶外侧动脉和骶中动脉。腰椎的血运来自起于腹主动脉的 4 对腰动脉和来自骶正中动脉的第 5 对腰动脉。腰动脉在绕行椎体前及侧面时,发出中心支入椎体,并发出升支及降支形成网状,在接近骺板处穿骨入椎体。腰动脉在椎间孔处发出 3 组分支:前支分为腹壁支,沿神经干至腹壁肌;后支向后入骶棘肌,在临近椎弓处分支入骨,供给椎板及棘突的血运;中间支为椎管支,又称脊椎动脉,经椎间孔入椎管。脊椎动脉在后纵韧带处分为前侧支、背侧支和中间支。主要供应腰 5、椎弓根、横突、椎板、棘突、关节突、神经根袖及脊髓的血运。

影响腰椎营养的各种因素

任何对椎间盘周围毛细血管网产生的干扰,都是对椎间盘营养供应的潜在危险因素,椎间盘的许多功能可影响流变学系统,影响椎间盘细胞的运转和代谢。其因素有:

(1)运动可改变椎间盘的营养,在另一些情况下,过度持续运动则有损害作用,在外部持续承载下,椎间盘通过肿胀和液体丢失变形,当椎间盘周边的循环改变代谢物质达到椎间盘的速率,实验证明,中等强度的运动是有益于椎间盘的营养的。

(2)腰椎间盘节段融合。如先天畸形、手术后感染、外伤引起椎间盘节段的融合,制动相邻的椎间盘节段,改变机械压力,影响了融合的和相邻的椎间盘的构成,使椎间盘转运乳酸的速率降低,部分关闭了溶质运动逸出软骨终板外的一个重要通路,使代谢产物堆积,影响椎间盘的营养。

(3)震动脊椎和椎间盘系统过度承载方式或特殊运动,将对椎间盘的结构、细胞和大分子产生不利的影响,从而降低了椎间盘营养代谢。

(4)吸烟。毛细血管中溶质传递效率,溶质弥散,细胞摄取率对椎

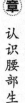

间盘的营养供应甚为重要,吸烟可使毛细血管阻断、狭窄,并进而影响血液循环。因此,长期吸烟可影响椎间盘外的循环系统和椎间盘内细胞摄取速率和代谢产物的产生以及废物排出,出现椎间盘营养不足。

> **✦ 小贴士**
>
> 　　成人椎间盘是人体最大的无血管组织,其本身的营养及代谢产物的处理是通过椎间盘以外的血管进行。椎间盘三个组成部分,即纤维环、软骨盘和髓核的营养供应有所不同:纤维环外、中层的营养供应依靠椎体周围脊椎动脉的小血管;软骨盘依靠与椎体松质骨骨髓的直接接触而得到营养。

❀ 什么是急性腰扭伤

　　急性腰扭伤是腰部肌肉、筋膜、韧带、椎间小关节、腰骶关节的急性损伤,运动不当是其发生的原因之一。中医古代文献称为瘀血腰痛。急性腰扭伤可使腰部肌肉、筋膜、韧带、关节囊等组织受到过度牵拉,扭转,甚至撕裂。运动中发生急性腰扭伤,如果处理不当,或治疗不及时,亦可使症状长期延续,变成慢性。如果在运动过程中发生,多伴有疼痛剧烈,而且有固定的局限性疼痛。遇有组织撕裂伤,有的病人可有弹响声或撕裂感,随之剧烈疼痛、重者不敢站立或走路。局部肌肉痉挛,压痛明显而固定。急性腰扭伤一般应卧床休息。用木板床,在腰后垫一小褥,使腰部肌肉及韧带松弛。针刺腰痛穴,大都可以止痛,并使腰部活动范围明显增加。此外,中医推拿治疗对急性腰扭伤作用明显,可向有经验的医生求治。

什么是慢性腰肌劳损

慢性腰肌劳损又称"功能性腰痛"或"腰背肌筋膜炎"等，主要是指腰骶部肌肉、筋膜等软组织慢性损伤。在慢性腰痛中，本病占的比例最大。多由急性腰扭伤后失治、误治，反复多次损伤；或由于劳动中长期维持某种不平衡体位，如长期从事弯腰工作；或由于习惯性姿势不良等引起。腰骶椎先天性畸形者，使腰骶部两侧活动不一致，更易导致腰骶部软组织的疲劳而引起腰痛。慢性腰肌劳损患者有长期腰痛史，反复发作，腰骶部一侧或两侧酸痛不舒，时轻时重，缠绵不愈，酸痛在劳累后加剧，休息后减轻，并与天气变化有关。在急性发作时，各种症状均显著加重，腰部活动受限。腰肌劳损的治疗要疗养结合，首先应采取自我保健疗法，适当休息，改变姿势，避免弯腰持物；必要时进行痛区理疗，适度按摩。与此同时，疼痛明显影响工作、生活者，可服用抗炎、肌松弛剂及镇静剂。

腰椎骨质增生与腰腿痛有关吗

骨质增生是骨骼在生理活动中部分骨质失去正常形态而出现异常，比如长有刺状，有嘴唇形、波浪形、圆形等。看似多出了一部分，其实是人体一种常见的生理现象。中医称骨质增生为"骨痹"。

腰椎骨质增生症有哪些临床表现呢？一是开始时出现腰背部酸痛、僵硬、休息后、夜间、晨起时往往疼痛加重，稍活动后疼痛减轻，但活动过多或劳累后则疼痛又加重。二是在天气寒冷或潮湿时症状常加重，症状严重时腰部活动、翻身均感困难，有时可反射性疼痛，并没神经根分布，下肢麻木、疼痛、无力、肌肉萎缩、皮肤感觉异常。三是腰椎骨

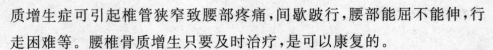

质增生症可引起椎管狭窄致腰部疼痛，间歇跛行，腰部能屈不能伸，行走困难等。腰椎骨质增生只要及时治疗，是可以康复的。

正规治疗原则是："控制骨质增生发展，软化正在形成钙化组织，消除炎症，促进损伤组织愈合，解除疼痛，达到临床治愈。"然后坚持康复保健锻炼控制病情复发。治疗时，有些医生说他的药可以消除或溶解骨刺，永不复发，这是不科学的，如果药能消除骨刺，不是会将正常的骨骼也一起消除了吗，所以说腰椎增生不是影响腰腿痛的主要原因。

✨ **小贴士**

腰椎骨质增生怎么与内脏引起的腰痛区别呢？内脏疾病引起的腰痛有以下特点：疼痛的性质多属牵涉性疼痛，是由于内脏病变刺激觉神经而产生腰部的疼痛、压痛等症状，大多为继发性，疼痛部位主要表现在躯干前面且远没有腹部的疼痛来得严重。内脏疾病引起的腰痛一般腰疼不是唯一的症状，除了腰痛之外，还有其他的临床表现。影像学检查，腰椎无明显改变。

🌸 什么是强直性脊柱炎

强直性脊柱炎，是一种主要影响脊椎骨的关节炎。患者后背正常活动伸屈的关节和韧带发生了炎症。这种炎症导致了疼痛和僵硬，常起自腰部，随着时间的推移，逐渐发展到脊柱上部、胸部和颈部。最终使相邻的椎骨长到一起,关节间隙消失,互相融合,使得脊柱变得僵硬,不能屈伸。其他关节,如髋、肩、膝或踝关节也可以发生炎症。强直性脊柱炎是一个慢性的疾病。症状的严重程度和劳动能力丧失程度因人而异。早期诊断、正规治疗有助于控制强直性脊柱炎造成的疼痛和强直,并减轻或防止严重的畸形。强直性脊柱炎的病因尚不清楚,但基因和遗传是一个肯定的因素。

强直性脊柱炎早期症状是腰和髋部慢性疼痛和关节僵硬。疼痛常在休息和不活动时加重。患者经常半夜被腰痛痛醒,早晨感到明显发僵,运动锻炼后症状好转。过一段时间后,疼痛和强直逐渐发展到脊柱上部甚至影响到胸廓和颈部。最终,炎症可以导致骶髂和椎骨融合长到一起。脊柱和颈部就丧失了正常的伸屈性变得强直。胸廓也会融合从而限制了正常胸廓扩张,使得呼吸困难。炎症和疼痛可发生于髋、肩、膝、踝关节导致活动受限。

强直性脊柱炎是一种全身性的疾病,患者的症状、体征以及骶髂关节 X 线片不难作出强直性脊柱炎的诊断。目前西医尚未有特效药物和疗法。中医认为强直性脊柱炎是由于患者禀赋不足,或由于调摄不慎,房事不节,嗜饮无节,以及惊恐、郁怒、病后失调等,遂致气血、肝肾亏损,风寒湿邪内侵筋骨,痹阻筋脉,气血不通,瘀痰凝滞,筋骨失养,关节筋骨闭滞而发本病。本病的治疗应标本兼顾,扶正祛邪,追风逐湿,顾及全身,使肝肾足,气血充,风湿除,寒凝消,筋骨健,痹痛止,故能有效地使强直性脊柱炎从根本上治愈。

坐骨神经痛是怎么一回事

坐骨神经是人体内最大的一支周围神经。起始于腰骶部的脊髓,

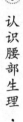

途经骨盆,并从坐骨大孔穿出,抵达臀部,然后沿大腿后面下行到足。坐骨神经痛是一种常见病,其发病原因很多,最常见的是腰椎间盘突出症,其他如脊柱结核、蛛网膜炎、椎内转移癌等。另外,骶髂关节炎以及骨盆腔内肿瘤压迫神经也可引起坐骨神经痛。坐骨神经痛就是在坐骨神经经过的部位(即腰、臀、大腿后面、小腿外侧和足部)出现疼痛。坐骨神经被牵拉时疼痛加剧,因此病人的患侧下肢常呈屈曲状态,以减轻疼痛。有时咳嗽、打喷嚏、用力排便等可使疼痛加重。坐骨神经痛可用B族维生素、舒筋活血的中药,以及针灸、理疗等方法治疗。但是根本的办法还是治疗引起坐骨神经痛的原发病。

老年性骨质疏松症与腰腿痛

腰椎是骨质疏松的好发部位,与全身骨质疏松症一样,会出现软骨丢失、关节不稳、骨质增生等表现。此外,关节面的不断退化,也可成为引起慢性下腰痛的主要原因之一。由于关节平面的感觉同时受到双侧神经根的影响,因此疼痛较难定位。影像学研究表明,无症状患者的椎间盘变异与骨质疏松有关,而关节面在核磁共振上无骨质疏松表现的患者则少有背部疼痛。CT引导下进行局麻治疗能有效缓解下腰痛,对改善其他部位因骨质疏松而导致的疼痛也同样有效。骨质疏松常由缺钙引起,但患者血钙反而会增高,这是什么原因呢?问题的关键还在于钙。缺钙,使甲状腺功能刺激代偿,动员骨钙释出以保证血钙而维持生理需要。这样使得骨钙缺少,而血钙、细胞内钙和组织间钙增加。由于血钙增加,使降钙素功能增加,促进成骨活动及新骨形成,在骨骼某些部位形成骨质增生。鉴于此,应当建议,对腰腿痛患者,重视隐匿的缺钙现象,积极按常规补充钙剂。

许多中老年人患有骨质增生,有骨质增生的人能补钙吗？补钙是否会使骨质增生加重？骨质增生与骨质疏松虽然是完全不同的病变,但二者的发病却都由于钙缺乏所致。骨钙丢失会造成骨质疏松,代偿作用又使钙在骨端不均匀沉积,形成骨质增生。所以,在临床上骨质疏松和骨质增生往往是同时存在的。由此可见,患了骨质疏松要补钙,患了骨质增生也要补钙。通过补钙,增加钙质的吸收,刺激血钙自稳定系统,降低血清钙含量,增加骨钙含量,最终能达到既防治骨质增生,又防治骨质疏松的目的。

✿ 什么是腰椎椎管狭窄症

腰椎椎管狭窄症是导致慢性腰痛或腰腿痛的常见病之一,腰椎管、神经根管或椎间孔因骨性或纤维性增生、移位导致一个或多个平面管腔狭窄,压迫马尾或神经根而产生临床症状者为腰椎椎管狭窄症。1954 年 Verbiest 真正首次将腰椎椎管狭窄症作为一种独立疾病而详细阐述系统介绍,提出了后来被 Dejerine 称为神经性间歇性跛行的概念。现常将椎管狭窄分为原发性和继发性两大类,继发性椎管狭窄占97％以上。原发性狭窄主要是先天性因素所致,又称为发育性椎管狭

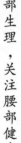

窄。继发性椎管狭窄又以退变性多见,其他病因为创伤后畸形、椎弓峡部裂以及脊柱侧弯等骨病。

(1)病理 原发性腰椎管狭窄主要是由于先天性发育不良所造成的椎弓根短和内聚,两侧椎弓在棘突处相交的角度小,先天性的椎板或小关节骨质肥厚变异等。继发性椎管狭窄是指后天因素造成,包括椎间盘突出、椎体脱位、椎体后缘骨质增生、黄韧带肥厚与松弛等。

(2)临床表现 大多数患者都有反复发作的下腰痛病史,病程隐袭,发展缓慢。疼痛一般较轻,卧床休息时则减轻或消失。腰前屈活动不受限制,后伸往往受限。该病最典型的临床症状为神经源性间歇性跛行,神经源性间歇性跛行需和血管源性间歇性跛行认真鉴别。典型的神经源性间歇性跛行是当病人站立或行走时,下肢出现逐渐加重的疼痛、感觉异常、局部麻木沉重感等不同的临床症状,发病后改变站立的姿势,身体前屈蹲下休息片刻或弯腰行走,症状可减轻或消失。再度行走站立一段时间后,将又会出现上述症状而再次休息。根据病情或病程发展的不同阶段,休息的时间和行走的距离也不同,但总的趋势是行走的距离逐渐缩短。另外症状的出现与腰椎的伸直活动有关,腰后伸时,黄韧带突入椎管增加,症状加重,故病人常常保持着弯腰的姿势。这也是不少病人骑自行车、爬山、上楼梯不出现间歇性跛行的原因。

腰椎骶化是怎么回事呢

我的一位病人刘某,今年 37 岁。最近一年,他经常犯腰痛,虽说不算太重,却影响了工作,曾断断续续吃了不少中西药物,但疗效并不显著。最近,骨科医生让他拍了一张腰椎 X 光片,发现他的第 5 腰椎骶化。刘某问：腰椎骶化是怎么回事呢？

我们已经知道人的腰椎由5个互相分离的椎体构成，而骶椎的5个椎体则互相融合成为一块骶骨。第5腰椎与骶骨形成腰骶关节，是全身负重最大、运动最复杂的关节。腰椎骶化，即第5腰椎与骶骨融合在一起共同构成一块骶骨；骶椎腰化即第一骶骨从筋骨块中游离出来形成第6个腰椎。这两种变异都是腰骶部的先天性畸形，也可能是腰骶部的返祖现象，因为在人类漫长的进化过程中，腰骶部的结构曾经历过许多改变，因此容易遗留以往的痕迹。

腰椎骶化或骶椎腰化为什么会引起腰痛呢？首先，正常的腰骶部是第5腰椎与融合的骶骨之间形成关节，并被强大的髂腰韧带固定于骶骨上，能够承受相当大的压力和剪力，保持关节稳定。但是，无论是腰椎骶化还是骶椎腰化，这种稳定的结构都遭到了破坏，容易发生劳损，导致腰痛。其次，正常的腰椎前后均匀、左右对称，两侧的横突也同样大小。每两个椎体间还有一个发育良好、成熟的椎间盘。但是，腰化的骶椎和骶化的腰椎系先天畸形，椎体发育不全，常常出现歪斜，两个横突也大小不等，因此腰骶关节关系变得复杂，失去了正常的稳定性。一侧过大的横突还可以与骶骨或者髂骨形成假关节，容易发生骨性关节炎。韧带受力也不均衡。另外，关节性的椎间盘也大都发育得幼稚，容易发生退行性病变，导致腰椎间盘突出，不但引起腰痛，还易发生坐骨神经痛。单纯因腰椎骶化或骶椎腰化引起的下腰痛和坐骨神经痛一比较轻，即使发生于假关节处的骨性关节炎，只要不发生腰椎间盘突出，也不会有严重的坐骨神经痛。

小贴士

腰椎骶化和骶椎腰化的治疗目前还缺乏特别有效的治疗方法。腰腿疼痛不严重的患者可适当休息，进行腰背肌锻炼。方法为：仰卧在床上，双膝弯曲，双脚着床，用颈项部支撑（初练时可用双肘协助）将腰背部抬起，停顿数秒钟，然后放下。连续做10～20次为1组，连做几组。腰背肌肉逐渐强大后，可增加抬起、放下的幅度和速度，每次做10～15分钟，早晚各做1次。一般练3～6个月可明显见效。此方法对大多数运动系统的腰痛，如腰背肌筋膜炎、腰椎间盘突出症等均有良好的疗效。此外，可服芬必得等药物，或者针灸等方法对症治疗。腰腿痛严重，尤其是并发腰椎间盘突出，引起难治的坐骨神经痛的患者，则需要考虑手术治疗。

腰部疼痛与内脏病有关吗

腰痛的原因，人们往往归咎于腰部脊椎、肌肉、韧带或筋膜的病变，其实，腰痛并不都是由腰疾引起，某些腰部邻近器官的疾病也可引起腰痛症状，如肾、胰、子宫、前列腺等，这就是所谓"内脏性腰痛"。

（1）急性肾盂肾炎或慢性肾盂肾炎是常见的腰痛原因，表现为腰部酸痛或钝痛，重者表现剧痛，沿输尿管放射，以至会阴部疼痛。泌尿系结石、结核、肿瘤等，也可引起腰痛。

（2）胰腺疾病引起的腰痛，可由上腹部放射而来。此外，胰腺包膜薄而不完善，一旦发生病变，特别是胰腺的炎症或肿瘤易波及附近的组织和器官。胰腺癌患者，特别是胰腺体或胰尾肿瘤，常有顽固难忍的腰背痛，往往于坐位时脊柱屈曲时减轻。

（3）男性前列腺肥大或前列腺肿瘤等，疼痛部位主要表现在腰骶部，并伴有会阴部不适感、尿道灼热感及尿频等症状。此外，肺及胸膜病变、十二指肠球后部溃疡、胆囊炎、胆石症、阑尾炎等，有时也可伴发腰痛。当发现腰痛时，应到医院全面检查，找到病因，对症治疗，才能取得满意效果。

（4）肾结石的典型临床表现是突然发作时腰背后肋缘部绞痛，并向下腹、会阴部及大腿内侧放射，每次发作数分钟或几小时不等。年过30岁的人比年轻人更易患此病。在结石排出过程中可造成剧烈的肾绞痛。发生疼痛的部位就是肾结石的位置。结石较少时无明显症状表现，只在 X 光拍片时才可发现。结石较大时可出现同侧腰痛、肾绞痛、尿内带血等。肾结石偶尔也会卡在输尿管内，阻塞一侧的尿流。肾结石并发症为急性肾盂肾炎，严重者导致慢性肾衰竭。肾结石的复发率比较高，一旦你长过一粒结石，就难免会长第二粒。

腰腿痛最容易亲近哪些人

腰腿痛多发于中老年人及长期保持固定姿势的人群，如办公室职员、电脑操作员、会计、打字员、教师、司机。这些人由于长期缺乏体育锻炼，体质相对薄弱，而且他们的腰椎长时间承受着静压，人体在前倾20°坐位时，其腰间盘的压力最大。所以"坐族"人群的腰椎极易发生病变。再就是长时间从事重体力劳动或长期在寒冷潮湿的环境工作的人们的腰椎也极易发生病变。中青年人群中除了少数由外伤引起外，绝大多数是因为人们缺少保健知识，不注意休息，由机体劳损而引发的。特别是一些驾驶员和文案工作者由于坐姿不正确或久坐，经常出现颈肩不适、腰痛、腿痛、肢体麻木等症状，最终导致腰腿痛的发生。但也不是说中小学生就与腰痛绝对无缘，据国内医学专家调查，中小学生的颈腰腿痛发病率急速上升，在 2000 个样本中，发病率为 12％；30～40 岁的人群中 59.1％人患有颈腰腿痛；50～60 岁的人群当中，患者占 71％；而 60 岁以上的人群发病率则高达 82％。这项临床统计结果向人们敲响了警钟，腰腿痛病正悄悄地向低龄人群走来。

🌸 腰痛为什么最容易亲近女性

女性与男性的腰痛还有所不同，女性由于有月经、孕育、分娩、哺乳等生理特点，同时又有月经病、带下病、妊娠病、妇科杂病及节育等病理特点，所以腰痛相对男性更为常见。经产妇 80％以上大概都出现过腰痛，特别是经期、孕期和产后的腰痛，常被认为是生理性疼痛，不需要特别治疗。实际上，女性腰痛的程度因人而异，临床上有很大的差别，疼痛延续的时间也长短不一。所以有必要进行一些治疗，但更重要的是本人的自我康复保健。特别是在冬春寒湿季节，尤其需要做好腰部的保暖。尽量避免淋雨受寒，夜卧当风等，要避免久卧潮湿之地，在寒湿季节，可适当使用电热褥祛寒保暖。经常活动腰部可使腰肌舒展，促进局部肌肉的血液循环。对于久坐、久站工作的女性，一定时间要适当活动一下腰部，使腰肌得以解除紧张，有缓解疼痛的作用。如可在室内稍微行走，做一些腰部活动的体操等。注意性生活卫生，腰痛明显加重期间，应避免性生活；在缓解期，也要适当调整性生活频度。注意经期卫生，保持外阴清洁，避免泌尿生殖系的感染，减少加重腰痛的因素。做好计划生育，避免过多的人流，选择合适的避孕方法。对于放环后引起的腰痛及月经异常,可改用其他的节育措施,以减轻病情发展。

🌸 有哪些女性疾病与腰腿痛有关

当女性出现腰部疼痛症状时,切不可只盯住腰部,因为腰痛可能是由一些妇科病症引起。常见的能引发腰痛的妇科病症主要有:

(1)宫颈炎　子宫颈发炎后,会出现白带增多、局部瘙痒、刺痛等症状,同时在炎症的刺激下也会引起腰部疼痛。

(2)子宫位置异常　子宫的正常位置是前倾前屈位,如果子宫出现后屈,位置发生异常改变时,因体内支持子宫的韧带受到过度的牵引,同时也使部分神经受到压迫,可引起腰痛。此种腰痛无特殊方法治疗,矫正子宫脱垂,改变体位可缓解症状。

(3)子宫脱垂　子宫沿阴道向下移位,由于盆腔支持组织薄弱和张力减低,腹腔压力增大,而产生下坠感并因牵拉而出现腰部酸痛。

(4)盆腔炎　女性患盆腔组织炎症如慢性附件炎、盆腔腹膜炎、子宫骶骨韧带或结缔组织炎症等,这些疾病的炎症刺激均可引起腰痛。随着原发疾病的好转或治愈,腰痛症状可逐渐转轻和消失。

(5)盆腔肿瘤　如果盆腔患有肿瘤如子宫肌瘤、子宫颈癌、卵巢囊肿等压迫神经或癌细胞向盆腔结缔组织浸润均可发生腰痛,并且痛感会随着肿瘤的增大而加剧。该类患者在腰痛时,常伴有全腹广泛性疼痛,药物治疗经常无效。

(6)妊娠女性　怀孕后,随着胎儿逐月增大,腰部支撑力不断增加,长时间的机械作用会导致韧带逐渐松弛,膨大的宫腔压迫盆腔神经、血管,也会导致腰痛的发生。此种腰痛一般随着产后腰部肌力的恢复可逐渐消失。

(7)生育因素　女性如果生育胎次过多、人工流产次数多或者性生活不加节制过于频繁等均可引起肾气亏虚,进而诱发腰痛。

🌸 腰腿疼痛患者应该做哪些检查

（1）拍 X 线片　是腰部疼痛病人的常规检查。一般需摄正位、侧位和左右斜位片、必要时加摄颈部前屈和后伸时的侧位片。正位片可能见到椎间隙狭窄、钩椎关节骨质增生,椎弓根增粗。侧位片可发现腰椎生理前突消失,椎体前后缘形成骨唇,椎间隙狭窄和椎管狭窄。斜位片可判定椎间孔的情况。

（2）CT 检查　可清晰显示椎体前、后缘的骨赘,硬脊膜囊、脊髓、神经根的受压部位和程度,测得椎管前后径和横径,还能了解椎间孔和横突孔有无狭小,椎板有无肥厚等。

（3）磁共振检查　可清晰显示间盘组织后突,压迫硬脊膜囊和脊髓的情况,以及有无静脉回流受阻、受压局部脊髓内有无囊性变等情况。

🌸 慢性腰腿痛:三分治,七分养

在临床上我们可以经常看到腰腿痛患者经过治疗和休息一段时间后,病情得到缓解或临床症状消失,但不长时间后,患者又常成为"拜访"医生的"回头客"。其原因有如下几点:

（1）有的腰腿痛急性期经过治疗,虽然症状基本消失,但疾病病理基础并未变化。例如腰椎间盘突出症,急性期过后,椎间盘髓核并未完全还纳回去,只是压迫神经根程度有所缓解,或者神经根的粘连解除而已,从而易再受累而复发。

（2）有的腰腿痛患者病情虽已稳定或痊愈,但在短时间内,一旦劳累或扭伤腰部可使本病复发。

（3）腰腿痛患者在症状消除后,有的患者在寒冷、潮湿的环境下不注意保暖,致使风寒湿邪侵袭患病部位,加之劳累则容易诱发腰腿痛的复发。

(4)腰腿痛患者比如腰椎间盘突出症患者术后虽然突出节段髓核已被摘除,但手术后该节段上、下的脊椎稳定性依然欠佳,故在手术节段上、下两节段的椎间盘易脱出,而导致腰腿痛的复发。

由此说明控制腰腿痛患者需要全面管理,彻底治愈并非一朝一夕的工夫,需要注意生活的各个细节,如此才有可能使疾病得到彻底的控制。生活中要做到三分治,七分养。

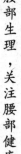

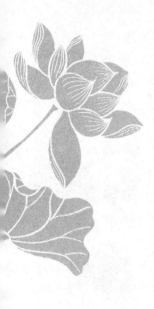

第二章
了解经穴，做自己的腰腿痛医生

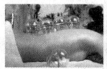 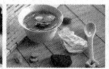 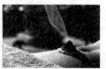

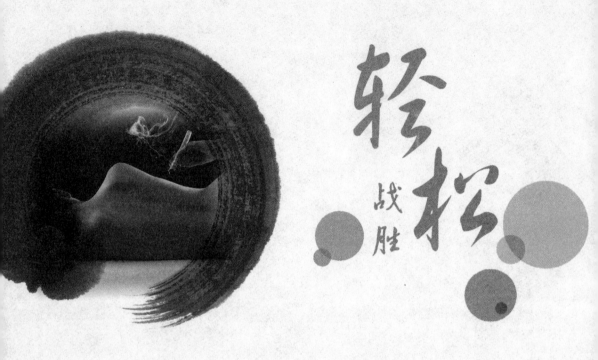

轻松
战胜

🌸 何谓经络？经络真的存在吗

经络是什么？千百年来不少人曾提出过这样的问题。中医认为，经络是人体气血运行的通路，内属于脏腑，外布于全身，将各部组织、器官联结成为一个有机的整体。经，指经脉，犹如直通的径路，是经络系统中的主干；络，指络脉，犹如网络，是经脉的细小分支。经络理论是古人在长期临床实践的基础上总结出来的。一般认为，其形成与疾病的症候、针感的传导、按摩和导引的应用以及古代解剖知识的结合等有关。这一理论与脏腑、气血等基础理论一起，对中医各科特别是对穴位指压的临床辩证和治疗，有着极为重要的指导意义。经络系统密切联系周身的组织和脏器，在生理、病理和防治疾病方面都起着重要的作用。《黄帝内经》说："经脉者，所以决死生，处百病，调虚实，不可不通。"

这里概括说明了经络系统的重要性,可理解为经络系统有三方面的功能:在生理方面,有运行气血、协调阴阳的功能;在病理方面,有抗御病邪、反映症候的功能;在防治疾病方面,有传导感应、调整虚实的功能。

经络真的不存在吗？其实,经络虽看不见,摸不着,但在一定条件下能感觉到。科学家发现,对经络敏感的人约占(全人类)1％,另外99％的人虽不敏感,但有所谓隐性经络感传现象。实践表明,人人均有14条隐性经络感传线,而且几乎人人的位置都相同,并且常年不变。令人惊奇的是,这14条隐性经络感传线几乎与古人标示的经络完全重合。但经络研究目前还处于初级阶段,远未达到将经络清楚地呈现在每个人眼前的水平,即远未达到能揭示经络谜底的水平。还须应用多种学科的知识和研究手法,对经络、穴位和气的物理特性作深入的研究,积累材料,才有可能揭示其实质。经络在人体上具体的解剖结构迄今还没有找到。经络的实质究竟是什么,目前仍是个谜。但有一点是肯定的,经络是肯定存在的,用之指导于临床治病是有效的,是任何人怀疑也不可否认的。

🌿 **小贴士**

经络敏感人是指对指压特别敏感的人。这种人接受指压时,可沿经络循行路线出现感传现象或皮肤反应。一般指十二经脉中有六条经以上出现全经传导,其余经脉的感传也通过肘膝关节以上者,即称经络敏感人。通过大量普查,各地已陆续发现这类敏感人。国外亦有报导。

人体经络系统是怎样组成的

经络系统是中医数千年前就发现的人体网络系统,经络系统是由经脉、络脉、十二经筋、十二皮部所组成的。

(1)经脉分正经和奇经两大类。正经即十二经脉,有手足三阴经、手足三阳经,直接和五脏六腑相连,是全身气血运行的主要通道。奇经有八,这就是督脉,任脉、冲脉、带脉、阴跷脉、阳跷脉、阴维脉、阳维脉,有统率、联络十二经脉和调节经脉气血盈亏的作用。但十二正经都有阴阳经表里相合的关系,奇经没什阴阳经表里相合关系,十二经别是从十二经脉别出的经脉,可加强十二经脉表里两经之间的联系,并弥补十二经脉和其未能达到的器官之间的联系,经脉小的十二正经和奇经中的督、任二脉,合体十四经,是穴位指压、经络按摩疗法中应重点掌握的内容。

(2)络脉是经脉的细小分支。分为十五别络、浮络、孙络十五别络是较大的主要络脉,可加强相表里的阴阳两经在体表的联系。浮络是浮现于体表的络脉。孙络是最细小的络脉的分支,它遍布全身。孙络不仅使营卫气血通行敷布于体表,而且也是邪气出入的通路。

(3)经筋足十二经脉与筋肉之间的联络通路,有连缀四肢百骸,管理关节屈伸运动的作用。

(4)皮部是十二经脉功能活动在体表的反映部位,或说是十二经脉在体表的势力范围,也叫 12 皮部。某经的皮部,就是该经在体表的作用区域。

人体十二经脉是如何分布的

十二经脉对称地分布于人的头面、四肢和躯干,纵贯全身。

（1）四肢部　阴经隶属于五脏，行于四肢的内侧，太阴在前，少阴在后，厥阴在中；阳经隶属于六腑，行于四肢的外侧，阳明在前，太阳在后，少阳在中。

（2）躯干部　足三阳经分布于躯干的外侧足三阴经分布于胸腹部。手六经中，手三阳经过肩部上颈部，除手厥阴在侧胸部有较短的分布外，手太阴、手少阴由胸内直接出于腋下。

（3）头面部　阳经都上行头面部而联系五官，但分布复杂，规律不明显；阴经多行于头颈的深部而联系喉咙、舌、目等器官。

❀ 人体十二经脉的表里络属

中医经络学认为人体的十二经脉内属于脏腑，脏与腑有表里相合的关系，阴经和阳经有表里络属的关系。即：

手太阴肺经与手阳明大肠经相表里；

手少阴心经与手太阳小肠经相表里；

手厥阴心包经与手少阳三焦经相表里；

足太阳膀胱经与足少阴肾经相表里；

足阳明胃经与足太阴脾经相表里；

足少阳胆经与足厥阴肝经相表里。

互为表里的阴经和阳经在体内有属络关系，阴经属脏络腑，阳经属腑络脏，即手太阴肺经属肺络大肠、足太阴脾经属脾络胃、手阳明大肠经属大肠络肺、足阳明胃经属胃络脾、手厥阴心包经属心包络三焦、足厥阴肝经属肝络胆等六组属络关系。互为表里的经脉在生理上相互联系、病理上相互影响、治疗上相互为用。

🌸 人体十二经脉的交接流注

十二经脉构成"阴阳相贯，如环无端"的气血循环系统，手三阴经从胸走手，交手三阳经；手三阳经从手走头，交足三阳经；足三阳经从头走足，交足三阴经；足三阴经从足走腹，交手三阴经。

十二经脉气血的流注规律：手太阴肺经—手阳明大肠经—足阳明胃经—足太阴脾经—手少阴心经—手太阳小肠经—足太阳膀胱经—足少阴肾经—手厥阴心包经—手少阳三焦经—足少阳胆经—足厥阴肝经。

🌸 人体的奇经八脉

奇经八脉是督脉、任脉、冲脉、带脉、阴维脉、阳维脉、阴跷脉、阳跷脉的总称。"奇"有奇异、特殊的意思，与十二正经不同。既不直属脏腑，又无表里关系。其作用一是在循行中将功能相似的经脉联系起来，达到统摄有关经脉气血、协调阴阳的作用；二是对于十二经脉的气血有蓄溢调节作用。奇经八脉循行无规律，督、冲、任脉同起于胞中。

（1）督脉行于腰背正中，上至头面；十二经脉中，六阳经均交会于督脉，故督脉为"阳脉之海"，具有调节全身阳经经气的作用。

（2）任脉行胸腹正中，上抵颏部；十二经脉中，六阴经均交会于任脉，故任脉为"阴脉之海"，具有调节全身阴经经气的作用。

（3）冲脉与足少阴经并行，环绕口唇。冲脉与任、督、足阳明、足少阳等经有联系，故有"十二经之海"、"血海"之称，总领诸经气血的要冲，具有涵蓄十二经气血的作用。

（4）带脉起于胁下，环行腰间一周。带脉约束联系纵行躯干部的诸条足经，使经气通畅。

(5)阴维脉起于小腿内侧,沿腿股内侧上行,至咽喉与任脉会合。

(6)阳维脉起于足跗外侧,沿腿膝外侧上行,至项后与督脉会合。阴跷脉起于足跟内侧,随足少阴等经上行,至目内眦与阳跷脉等会合。阴、阳维脉分别维系手足三阴经、手足三阳经。

(7)阳跷脉起于足跟外侧,伴足太阳等经上行,至目内眦与阴跷脉等会合,沿足太阳经上额,于项后会合于足少阳经。阴、阳跷脉分主一身左右之阴阳,濡养眼目,司眼睑的开合和下肢的运动。

(8)阴跷脉起于足跟内侧足少阴经的照海穴,通过内踝上行,沿大腿的内侧进入前阴部,沿躯干腹面上行,至胸部入于缺盆,上行于喉结旁足阳明经的人迎穴之前,到达鼻旁,连属眼内角,与足太阳、阳跷脉会合而上行。有控制眼睛的开合和肌肉的运动。

奇经八脉中,督脉、脉任各有其穴位,故常与十二经脉相提并论,合称为十四经。其余各脉的穴位都寄附于十四经之中。

🌱 小贴士

对于腰腿痛患者而言,在临床按摩时,可以依据经络的循行(尤其是督脉与足太阳膀胱经)进行辨证,多用按诊法及电测定法。按诊法,即用拇指指腹沿督脉与足太阳膀胱经路线轻轻滑动,或用拇指、食指轻轻捏拿,或用拇指指腹稍重按压揉动,以探索经络上的异常反应(如结节、条索状物、松弛、温度变化等)。尤其是对腰椎部位探索时用力要均匀,并注意左右对比。

经络在腰腿痛防治上的应用

经络说明腰痛的病理变化:由于经络是人体通内达外的一个通道,在生理功能失调时,其又是病邪传注的途径,具有反映病候的特点,故临床上腰痛的病理过程中,常常在经络循行通路上出现明显的压痛,或结节、条索状等反应物,以及相应的部位皮肤色泽、形态、温度、电阻等的变化。通过望色、循经触摸反应物和按压等,可推断疾病的病理变化。最为是显的就是有肝的背俞穴部位有压痛、结节,以至条索状的阳性反应物。

指导辨证:由于经络有一定的循行部位及所络属的脏腑及组织器官,故根据体表相关部位发生的病理变化,可推断疾病的经脉和病位所在。临床上可根据所出现的证候,结合其所联系的脏腑,进行辨证归经。比如腰痛患者多在足肝经的循行路线表现为不同的症状。

指导治疗:针灸治病是通过针刺和艾灸等刺激体表某些腧穴,以疏通经气,调节人体脏腑气血功能,从而达到治疗疾病的目的。由于内属脏腑,外络肢节,因而在临床治疗时常根据经脉循行和主治特点采用循经取穴进行治疗。比如足少阴肾经循行经过于肝脏,所以临床上常按摩足少阴肾经的原穴涌泉来降脂调养,不但疗效明显,而且实用简单。

足太阳膀胱经从腰椎处经过

足太阳膀胱经简称膀胱经(图2-1)。循行部位起于目内眦(睛明穴),上达额部,左右交会于头顶部(百会穴)。本经脉分支从头顶部分出,到耳上角部。直行本脉从头顶部分别向后行至枕骨处,进入颅腔,络脑,回出分别下行到项部(天柱穴),下行交会于大椎穴,再分左右沿肩胛内侧,脊柱两旁(一寸五分),到达腰部(肾俞穴),进入脊柱两旁的

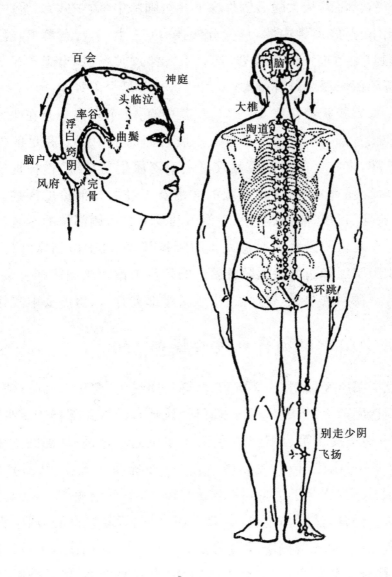

百会
神庭
头临泣
率谷
曲鬓
浮白
窍阴
脑户
风府
完骨

脑
大椎
陶道
环跳
别走少阴
飞扬

图 2-1　足太阳膀胱经循行图

肌肉,深入体腔,络肾,属膀胱。本经脉一分支从腰部分出,沿脊柱两旁下行,穿过臀部,从大腿后侧外缘下行至腘窝中(委中穴)。另一分支从项分出下行,经肩钾内侧,从附分穴挟脊(三寸)下行至髀枢,经大腿后侧至腘窝中与前一支脉会合,然后下行穿过腓肠肌,出走于足外踝后,沿足背外侧缘至小趾外侧端(至阴穴),交于足少阳肾经。

足太阳膀胱经共有 67 个穴位,其中有 49 个穴位分布在头面部、项背部和腰背部,18 个穴位分布在下肢后面的正中线上和足的外侧部。首穴睛明,末穴至阴。本经腧穴可主治泌尿生殖系统、精神神经系统、呼吸系统、循环系统、消化系统的病症及本经所过部位的病症。例如:癫痫、头痛、目疾、鼻病、遗尿、小便不利及下肢后侧部位的疼痛等症。

由于足太阳膀胱经通过人体的腰腿部,所以中医临床常选用按摩足太阳膀胱经和指压足太阳胱膀经的穴位来治疗腰腿疼痛。最常用的就是背部循经按摩、捏脊疗法、指压很腰部夹脊穴、指压委中穴等方法。

🌸 足少阳胆经循行经过腰腿部

足少阳胆经如图 2-2 所示,其循行路线为:起于目外眦(瞳子髎),向上到达额角部(颔厌),下行至耳后(风池),沿着颈部行于手少阳经的前面,到肩上交出手少阳经的后面,向下进入缺盆部;耳部的支脉:从耳后进入耳中,出走耳前,到目外眦后方;外眦部的支脉:从目外眦处分出,下走大迎,会合于手少阳经到达目眶下,下行经颊车,由颈部向下会合前脉于缺盆,然后向下进入胸中,通过横膈,联络肝脏,属于胆,沿着胁肋内,出于少腹两侧腹股沟动脉部,经过外阴部毛际,横行入髋关节部(环跳);缺盆部直行的脉:下行腋部,沿着侧胸部,经过季胁,向下会合前脉于髋关节部,再向下沿着大腿的外侧,出于膝外侧,下行经腓骨前面,直下到达腓骨下段,再下到外踝的前面,沿足背部,进入足第四趾

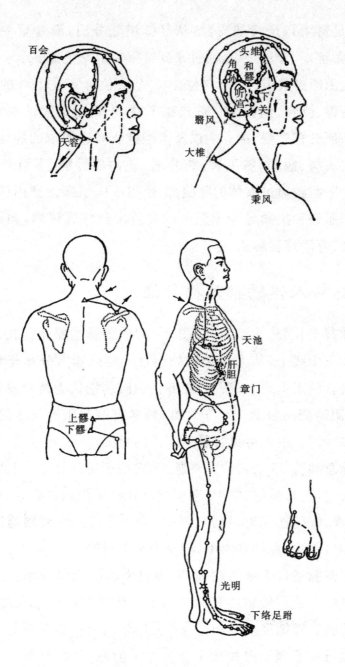

百会
头维
角 和髎
孙 听宫
下关
翳风
大椎
秉风
天容
天池
肝胆
章门
上髎
下髎
光明
下络足跗

图 2-2　足少阳胆经行图

外侧端(足窍阴);足背部支脉:从足临泣处分出,沿着第一、二跖骨之间,出于大趾端,穿过趾甲,回过来到趾甲后的毫毛部。

足少阳胆经共有 44 个穴位。15 个穴位分布在下肢的外侧面,29个穴位在臀、侧胸、侧头部。首穴瞳子髎,末穴足窍阴。本经腧穴可主治病症头面五官病症、神志病以及本经脉所经过部位的病症。例如:口苦、目眩、头痛、颌痛、腋下肿、胸胁痛、缺盆部肿痛、下肢外侧疼痛等。由于足少阳胆经通过人体的腰腿部,所以中医临床常选用循经拍打、按摩足少阳胆经和按揉足少阳胆经的穴位来治疗腰腿痛,如按压阳陵泉穴、环跳穴等治疗腰腿痛。

🌸 督脉从人体腰椎处循行经过

督脉起于长强,止于龈交(图 2-3)。督脉主要循行在人体的后正中线和头正中线上,从人体腰椎处而过。督脉腧穴分布于督脉循行所过的骶腰背后正中线上,头部、面部。中医理论认为督脉总督一身之阳经,六条阳经都与督脉交会于大椎,督脉有调节阳经气血的作用,故称为"阳脉之海"。由此可见督脉对人体的重要。

督脉总共有 28 个穴位。督脉 28 穴始于尾闾骨端之长强穴,腰俞、阳关入命门,上行悬枢、脊中、至中枢,筋缩、至阳归灵台,神道、身柱、陶道开,大椎、哑门连风府,脑户、强间、后顶排,百会、前顶通囟会,上星、神庭、素对,水沟、兑端在唇上,龈交上齿肉缝间。

由于督脉通过人体的腰腿部,所以中医临床常选用督脉的穴位来治疗腰椎病。或直接刺激督脉来调节人体腰椎的生理功能,后面我们所论及的腰痛部循经按摩和捏脊疗法防治腰椎病就是就是依据中医经络督脉循行的原理。点按位于督脉之上的命门穴,腰部夹脊穴来防治腰腿痛,就是基于督脉循行于腰部的道理。

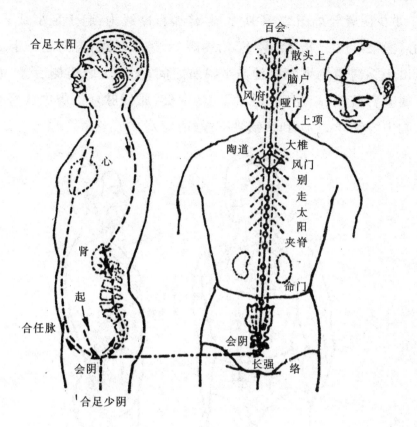

图 2-3　督脉循行路线图

腰为肾之府——足少阴肾经与腰腿痛

在我国传统的养生防病理论中，素有"腰为肾之府"的说法。自古以来，锻炼腰部的方法不少，大多是通过松胯、转腰、俯仰等运动，来疏通腰部的气血运行，起到健肾强腰的作用。人常说腰为肾之府，那么腰腿痛与足少阴肾经的循行有关吗？正确的回答是：有关。腰为肾之府，肾经经脉循行"贯脊属肾"，腰痛除与肾关系密切外，腰脊部经脉、经筋、络脉的病损，亦可产生腰痛。

　　足少阴肾经如图 2-4 所示,具体循行路线为:起于足小趾下,斜走足心(涌泉),出于舟骨粗隆下,沿内踝后,进入足跟,再向上行于腿肚内侧,出于腘窝内侧半腱肌腱与半膜肌之间,上经大腿内侧后缘,通向脊柱,属于肾脏,联络膀胱,还出于前(中极,属任脉),沿腹中线旁开 0.5 寸、胸中线旁开 2 寸,到达锁骨下缘(俞府)。

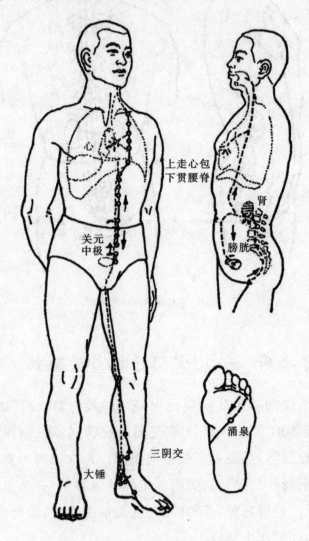

心

上走心包
下贯腰脊

肾

关元
中极

膀胱

涌泉

三阴交

大锤

图 2-4　足少阴肾经循行图

肾脏直行之脉：向上通过肝和横膈，进入肺中，沿着喉咙，挟于舌根两侧。

肺部支脉：从肺出来，联络心脏，流注胸中，与手厥阴心包经相接。

足少阴肾经共有 27 个穴位，其中 10 个穴位分布在下肢内侧，17 个穴位分布在胸腹部前正中线的两侧。首穴涌泉，末穴俞府。本经腧穴可主治泌尿生殖系统、精神神经系统、呼吸系统、消化系统、循环系统等病症和本经所过部位的病症。例如：遗精、阳痿、带下、月经不调、哮喘、泄泻及下肢内侧疼痛等症。

由于足少阴肾经在循行上从腰部而过，所以循经按摩、拍打在临床上多选用足少阴肾经，足底按摩指压涌泉穴就是因为其为足少阴肾经的原穴。

🌸 小贴士

原穴是十二经脉在腕、踝关节附近部位的重要腧穴。十二经脉各有一原穴，故又名十二原。原穴脏腑原气经过和留止的部位。中医认为原气是人体生命活动的原动力，通过三焦运行于五脏六腑，通达头身四肢，是十二经脉维持正常生理功能的根本。因此脏腑发生疾病时，就会反映到相应的原穴上来，通过原穴的各种异常变化，又可推知脏腑的盛衰。在临床上，针刺或指压原穴能使三焦原气通达，调节脏腑经络功能，从而发挥其维护正气，起到治疗和抗御病邪的作用。这也就是中医按压或搓足心增强肾气功能，防治腰腿痛的理论依据。

提捏疏通督脉是治疗腰腿痛的好方法

我们已经知道,督脉从腰椎而过,中医认为疏通督脉,对于防治腰腿痛有极好的疗效,而且方法简单实用,具体来说就是采用捏脊疗法。捏脊疗法是连续捏拿脊柱部肌肤,并向前推进以达到防治疾病的一种治疗方法。其特点是简便易学,适应范围广,疗效好,无痛苦。本疗法有疏通经络,调整阴阳,促进气血运行,改善脏腑功能以及增强机体抗病能力等作用,临床观察也发现此法对腰腿痛治疗及预防有一定的效果。

(1)理论依据 捏脊疗法通过捏提等法作用于背部的督脉、足太阳膀胱经。由于督脉总督诸阳,背部足太阳膀胱第一侧线分布区又为脏腑背俞穴所在,"迫藏近背",与脏腑密切相关,所以捏脊疗法在振奋阳气、调整脏腑功能,缓解腰腿痛症状,尤其是调整中老年人脾胃功能方面有显著疗效。

(2)治疗方法 捏脊的具体操作方式有两种(图 2-5)。一种是患者取伏卧位,医者用两手沿脊柱两旁用拇指指腹与食指、中指指腹对合,挟持肌肤,拇指在后,食指、中指在前;然后食指、中指向后捻动,拇指向前推动,边捏边向颈枕部推移。另一种是手握空拳,拇指指腹与屈曲的食指桡侧部对合,挟持肌肤,拇指在前,食指在后;然后拇指向后捻动,食指向前推动,边捏边向颈枕部推移。上述两种方法可根据术者的习惯和使用方便而选用。

(3)注意事项 捏脊前检查脊柱部位,如有疮疖、皮肤外伤,或患有其他皮肤病者,不可使用本疗法;饭后也不宜立即应用本疗法,需休息2 小时后再进行;伴有高热、心脏病或有出血倾向者慎用。施术时室内温度要适中。捏脊时,手劲速度要匀,以每秒捏 4 次为好。饮后半小时内禁用本法,用此法治疗后不应立即吃饭。一般每天或隔天捏脊1次,6次为一个疗程。慢性疾病在一个疗程后可休息1周,再进行第二个疗程。

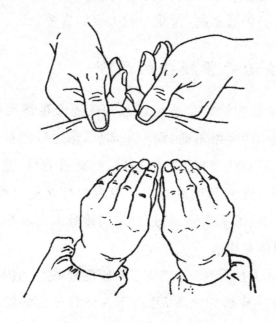

图2-5 腰腿痛捏脊手法示意图

🌸 循经拍打——最为简捷的腰腿痛治疗法

　　拍打疗法,主要是用双手,在患者某些特定部位上进行轻重不同而有节奏的拍打,以治疗疾病的一种方法。拍打疗法自中医按摩分解而来,自成体系,是一种操作简单,不讲究时间、地点、无副作用的绿色健身治疗法。可以自己拍打也可以由家人拍打,长期坚持拍打就可成就健康。说起拍打疗法历史,可谓悠久,在我国现存最早的医学专著《黄帝内经》中就有记载。后经隋唐、宋、元、明、清发展至今,拍打疗法已建立了独特而完整的体系,成为保健养生方法之一。它依据中医学的治病原理,通过拍打经络穴位来协调人体阴阳对立统一的关系,更重要的是它可以激活气血,打通经络,从而达到医疗疾病的目的。由于拍打疗法操作简便,容易学习,并且疗效显著,所以它不仅在中医界被广泛应用,还渐渐走入了普通家庭,深受一般大众的喜爱。

❀ 拍打疗法治疗腰腿痛的原理

传统中医学认为拍打疗法可以起到疏通腰椎部经络,调和气血的作用。中医早就有"经络不通;病生于不仁,治之以拍打"的说法。明代医学家罗洪在《万寿仙书》里说:"拍打法能疏通毛窍,能运旋荣卫"。这里的运旋荣卫,就是调和气血之意。因为拍打就是以柔软、轻和之力,循经络、按穴位,施术于人体,通过经络的传导来调节全身,借以调和营卫气血,增强机体健康。

现代医学认为拍打疗法,之所以对腰腿痛、岔气、闪腰、骶髂关节错缝和腰腿痛,有手到病除之效,是由于人体脊柱后各组织,如颈、胸、腰骶后各肌群及黄韧带(黄韧带是弹性纤维构成),具有回弹作用。故利用其具有回弹性,以虚掌拍打腰椎以及脊柱后各组织处,可以激发启动其回弹。当其各组织弹回原位之瞬间,受伤的组织即自行回复原位,小关节紊乱得以矫正,骨错缝合拢,滑膜嵌顿得以回复,肌痉挛得以松解,从而起到治疗疾病的作用。从现代医学角度来看,拍打疗法还有刺激末梢神经,促进血液、淋巴循环及组织间的代谢的作用,能协调各组织、器官间的功能,使机能的新陈代谢水平有所提高。

除此之外,还有人认为拍打疗法的机械刺激,有将机械能转化为热能的综合作用,能提高局部组织的温度,促使毛细血管扩张,改善血液和淋巴循环,使血液黏滞性减低,降低周围血管阻力,减轻心脏负担,还有防治心血管疾病的作用。有人曾用并列对照组对人颈、肩、腰、背部进行保健拍打,经观察拍打的人群,发病率下降,身高、体重、食欲等皆高于对照组。以上临床实践证明,拍打疗法具有抗炎、松解组织黏连、退热、提高免疫力的作用,可增强人体的抗病能力。

腰腿痛拍打疗法介质的选择

使用拍打疗法治疗腰腿痛时,可选用介质也可不选用介质。有的人为了减少对皮肤的摩擦损伤,或者为了借助某些药物的辅助作用,可在拍打疗法部位的皮肤上涂些液体、膏剂或洒些粉末,这种液体、膏剂或粉末统称为拍打疗法介质,也称拍打疗法递质。拍打疗法时应用介质,在我国有悠久的历史。目前,拍打疗法临床中运用的介质种类颇多,如冬青膏、葱姜水、薄荷水等。用于腰腿痛的拍打疗法介质主要有以下的种类:

(1)滑石粉　即医用滑石粉。有润滑皮肤的作用,一般在夏季常用,适用于各种病症,是临床上最常用的一种介质,在小儿拍打疗法中运用最多。

(2)爽身粉　即市售爽身粉。有润滑皮肤、吸水的作用,质量较好的爽身粉可代替滑石粉应用。

(3)葱姜汁　由葱白和生姜捣碎取汁使用,亦可将葱白和生姜切片,浸泡于75%乙醇中使用,能加强温热散寒作用,常用于冬春季及小儿虚寒证。

(4)白酒　即食用白酒。适用于成人拍打疗法,有活血祛风,散寒除湿,通经活络的作用,对发热患者尚有降温作用,一般用于急性扭挫伤。

(5)红花油　由冬青油、红花、薄荷脑配制而成,有消肿止痛等作用。常用于急性或慢性软组织损伤。

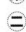

(6)外用药酒　取归尾 30g,乳香 20g,没药 20g,血竭 10g,马钱子 20g,广木香 10g,生地 10g,桂枝 30g,川草乌各 20g,冰片 1g 浸泡于 1.5kg高浓度白酒中,2 周后使用。有行气活血、化瘀通络的功效,适用于各种慢性软组织损伤,骨和软骨退行性病症。

治疗腰腿痛时拍打的轻重与节奏

拍打时主要用腕力进行弹打,前臂只起支持腕上下移动的作用。要学会两只手能够掌握拍弹打法,以便劳累时可替换,尤其是自我拍打时,有些部位只能用某只手才拍打到位,所以学会双手均能拍打是必要的。每次拍打时,开始手法宜轻,然后力量渐渐加重,到拍打快结束时,才可于某些重点脉位上进行重拍。拍打按用力轻重,可分为 3 种:

一是轻拍法:拍打时用力较轻,多用于年老体弱、儿童及初次接受治疗的患者,或用于肌肉较薄(如关节处)的地方和有重要脏器的地方。

二是中拍法:用中等力量拍打,拍打时微有痛感为度。适用于一般人和大部分部位。

三是重拍法:用力较重,不仅用腕力,而且要用前臂的力量进行拍打,拍打时有痛感,但应以能忍受为度。此法多用于体质壮实之人,或体质较好而病情顽固的复诊病员,或在拍打肌肉丰厚的骶、臂部等部位时用。

拍打节奏有"七里拍子"、"四一四"、"三六九"等不同节奏。现在常用的是"四一四"拍。即打一拍后,再连打四拍;再打一拍,再连打四拍。有节奏地进行拍打,即可省力,又可使患者有一种舒适感。

治疗腰腿痛时循经拍打的顺序

按顺序拍打避免遗漏。总的原则是沿着与腰腿痛有关的经络的循行路线，先阳经，后阴经，先左后右，从上而下，由近及远。一般是先拍打背部正中线，再拍打夹脊两旁的侧线，然后再拍打上肢，最后拍打下肢，从近端拍向远端。双侧患病时先拍左侧，再拍打右侧。具体到某个肢体，要先前侧，再后侧，先内侧，后外侧，应一拍紧挨一拍密密地打，每一侧面要反复拍打3～5遍，并在该侧面的脉位上重点抽打3～5下，只可顺打，不可逆打。每天一次。

> ### ✦ 小贴士
>
> 拍打疗法结束后补水的重要性。人体的相关经络及反射区经过刺激后，要使血液内所集结之沉淀物、毒素等，经过肾脏、输尿管、膀胱等排泄器官很快排出体外。在接受拍打疗法治疗后的人，就必须在每次的拍打疗法结束后，喝300～500mL的水，如此才能将体内的毒素及沉淀物排出体外，若是没有喝水，拍打效果可能降低许多。

❀ 循经拍打疗法治疗腰腿痛如何用手掌

腰腿痛拍打疗法常用虚拳、合掌或侧掌轻轻拍打击体表。

（1）虚拳拍打　拳虚握，用小鱼际侧轻轻捶击体表，双手交替如击鼓状，可用于腰背下肢部。具体方法是循着督脉与足太阳膀胱经的循行路线虚掌拍打。虚掌拍打疗法的方法是术者五指并拢，掌指稍屈曲，使手掌形成窝状，拍打时掌中带有一定空气，这样可使拍打力具有刚柔相济的弹力，且振动力好，易使移位关节矫正，小关节紊乱纠正。本疗法勿需用强力大力,对儿童颈部扭伤,只需以食指和中指并拢以腕力击打大椎穴数下即可。

(2)合掌拍打　两掌相合,五指略分开,用小指侧拍打击一定部位,应用时可发出有节奏的"啪啪"声。常用于肩背四肢部。

(3)侧掌拍打　五指自然伸直并拢,用小鱼际侧着力,双手交替劈打体表,又有人称其为劈法。主要用于肩背部,对于落枕、腰腿痛、肩背部肌肉劳损等具有较好的效果。

腰腿痛循经拍打疗法注意事项

一是术者应熟练掌握操作方法,拍打疗法常和捏筋疗法联合使用,效果更好。二是拍打治疗时,室内温度要适中,温度过低容易受凉,温度过高容易出汗,一般以 25℃～30℃为宜。三是每次治疗前要适当安静休息,使情绪安定,然后排净二便,脱去外衣,准备接受拍打治疗。四是拍打开始宜轻,以后逐渐加重。对儿童和年老体弱者手法宜轻,对年青体壮者手法宜重。对痹证、痿证和感觉功能迟钝者手法应适当加重。肩部、背部和腰部宜轻拍,骶部要重拍。四肢肌肉丰满处手法宜重,关节及肌肉较薄处手法宜轻。另外使用拍打疗法时还要注意以下几点:

(1)身心放松　拍打疗法时除要求医生与患者皆思想应集中外,尤其要心平气和,全身也不要紧张,要求做到身心都放松。

(2)用力恰当　拍打疗法要求医者用力要恰当,因为过小起不到应有的刺激作用,过大易产生疲劳,且易损伤皮肤。

(3)循序渐进　拍打疗法手法的次数要由少到多,拍打疗法力量由轻逐渐加重,拍打疗法经络可逐渐增加。

(4)持之以恒　无论用拍打疗法来保健或治疗腰腿痛,都不是一两天就有效的,常须积以时日,才逐渐显出效果来,所以应有信心、耐心和恒心。

　　除上述注意事项外,还要掌握拍打疗法保健的时间,每次以 20 分钟为宜。最好早晚各一次,如清晨起床前和临睡前。若局部皮肤破损、溃疡、骨折、结核、肿瘤、出血等,禁止在此处作拍打疗法保健。作自我拍打疗法时,最好只穿背心短裤,操作时手法尽量直接接触皮肤。拍打疗法后有出汗现象时,应注意避风,以免感冒。此外,在过饥、过饱、酗酒或过度疲劳时,也不要作保健拍打疗法。各种表现湿烂的皮肤病、疮疖、痈疽、发热、急性传染病、癫痫、严重心脏病、肝脾肿大、各种出血倾向的疾病、妇女月经期及妊娠期、内脏肿瘤、骨折未愈合、骨结核、类风湿等均禁用。

腰腿痛督脉循经擦揉法

　　用手掌紧贴皮肤稍用力下压,并作上下或左右直线往返摩擦,使操作部位产生一定的热量,称为擦法(图 2-6)。擦法的频率一般为每分钟 100 次左右。擦法的操作基本上分为以下三种:

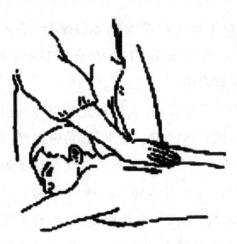

图 2-6　腰腿痛颈背腰部擦法示意图

（1）掌擦法　手掌伸直，用掌面紧贴皮肤，作上下或左右方向的连续不断的直线往返摩擦。本法接触面积较大，适用于肩背、胸腹等面积较大而又较为平坦的部位。临床上常用于治疗呼吸道疾患、消化道疾患以及体虚乏力等症。

（2）大鱼际擦法　掌指并拢，微屈成虚掌，用大鱼际及掌根部紧贴皮肤，作直线往返摩擦。本法接触面积较掌擦法为小，适用于四肢部，又以上肢为多用。常用于治疗四肢伤筋，软组织肿痛及关节活动不利等症。

（3）小鱼际擦法　手掌伸直，用小鱼际部紧贴皮肤，作直线来回摩擦。本法接触面较小，如果操作技术熟练，摩擦后可使局部产生灼热感，如在腰骶部摩擦命门、腰俞、腰阳关、八髎等，常可使温热透达小腹及下肢。本法适用于肩背、腰骶及下肢。常可于治疗腰背酸痛、痛经、阳痿、月经不调等病症。

穴位究竟是什么——众说纷纭的说法

我们已经大概了解了经络的概念与循行，了解了经络与腰腿痛之间有可能的联系，了解了循经拍打、捏脊等多种治疗方法，但这还远远不够，我们还得了解穴位。

其实，早在两千多年以前，我们祖先就已经知道人体皮肤上有着许多特殊的感觉点，把它叫穴位。最早的《黄帝内经》指出，"气穴所发，各有处名"，并记载了160个穴位名称。晋代皇甫谧编纂了我国现存穴位指压专科《针灸甲乙经》，对人体340个穴位的名称、别名、位置和主治一一论述。迨至宋代，王惟一重新厘定穴位，订正讹谬，撰著《铜人腧穴针灸图位》，并且首创研铸专供穴位指压教学与考试用的两座穴位指压铜人，其造型之逼真，端刻之精确，令人叹服。

按照中医基础理论,人体穴位主要有三大作用,它既是经络之气输注于体表的部位,又是疾病反映于体表的部位,还是穴位指压、按摩等疗法的施术部位。穴位具有"按之快然"、"驱病迅速"的神奇功效。然而,穴位的实质究竟是什么呢?它真是人体的特殊结构吗?

长期以来,人们对此推测纷纷,莫衷一是。有人从穴位的电学特性去探索它的本质。发现皮肤上存在某些导电量特别高的"良导点",它们的位置与穴位位置吻合。有人应用测定皮肤电阻方法证实穴位的存在,并确定穴位电阻只有它周围皮肤电阻的一半。有人从穴位电生理的研究,也基本肯定了穴位具有低电阻、高电位的特性。然而,据推测,全身穴位的总面积仅占体表的万分之四,而全身体表电阻的部位却很多,远远不限于穴位的地方。况且,如进食、睡眠、运动等生理活动,时序、季节、气温等外界环境改变以及精寸心理状态等诸多因素,都会影响皮肤电阻值,以此(皮肤电阻测定法)测定人体所有的经穴颇有困难。也有人将古老的穴位理论与现代医学理论比拟分析,力图用新理论、新概念阐释它们,但最后由于难度太大皆没有收获。经过了这么多年的研究,截至目前,穴位的具体结构或它的实质到底是什么?科学家们仍是各持己见,众说纷纭,未见有一个明确答案。

🌸 按压穴位对腰腿痛十分有效

虽说穴位到底是什么东西,还不十分清楚,但穴位疗法对疾病十分有效。这已经得到许多人一致的肯定,而且越来越得到世界各国的肯定。事实上,环顾四周,我们的身边不乏借穴位指压等治好病或使病情好转的例子。穴位疗法绝不是骗术,而且很明显地,对于疾病可发挥莫大的助力。

中医认为"气血不顺百病生"。认为气、血、津液是构成人体的基本

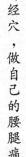

物质,是脏腑、经络等组织器官进行生理活动的物质基础。气是不断运动着的具有活力的精微物质;血即指血液;津液是机体一切正常水液的总称。从气血津液的相对属性来分阴阳,则气具有推动、温煦作用,具有濡养、滋润等作用。现代有的人认为中医所谓的气血,就是支配内脏的一种能量,而这种能量若流动混乱,就会引起各种疾病。穴位就位于能量流动的通路上,这种通路称为"经络"。

中医认为人体的内脏若有异常,就会反应在有异常的内脏的经络上,更进一步地会反应在能量不顺的经穴上。因此,通过给予穴位刺激,使能量的流动顺畅,而达到治病的效果,这就是穴位治疗的目的了。但对于如何进一步研究穴位与疾病的关系还有很长的路要走,当然对于研究腰腿痛的人而言,研究腰腿痛与经穴之间的关系同样是一个很好的课题。

❀ 穴位的临床分类

十四经穴:十四经穴为位于十二经脉和任督二脉的穴位,简称"经穴"。经穴因其分布在十四经脉的循行线,上所以与经脉关系密切,它不仅可以反映本经经脉及其所属脏腑的病证,也可以反映本经脉所联系的其他经脉、脏腑之病证,同时又是针灸施治的部位。因此,穴位不仅有治疗本经脏腑病证的作用,也可以治疗与本经相关经络脏腑之病证。

奇穴:奇穴是指未能归属于十四经脉的穴位,它既有固定的穴名,又有明确的位置,又称"经外奇穴"。这些穴位对某些病证具有特殊的治疗作用。奇穴因其所居人体部位的不同,其分布也不尽相同。有些位于经脉线外,如中泉、中魁;有些在经脉线内,如印堂、肘尖;有些有穴位组合之奇穴,如四神聪、四缝、四花等穴。

阿是穴：阿是穴又称压痛点、天应穴、不定穴等。这一类穴位既无具体名称，又无固定置，而是以压痛点或其他反应点作为穴位治疗的部位。阿是穴多位于病变的附近，也可在与其距离较远的部位。

牢记穴位的基本刺激法——指压法

腰痛患者穴位的刺激方法有许多种，但指压法是最为常见的一种。指压是以使用拇指、食指、中指为主。它和一般指压法不同之处是：不仅用拇指指腹来按压，能自由地顺应各穴位最有效果的指头来按压。这种指压法并非像一般指压法必须固定 45°角，它只要能使脊椎或与脊椎相关的各神经得到刺激，而且为了能提高治疗的效果，必须与目前有的学者提出的独特的呼吸法并用。这种独特的呼吸方法大都是一面指压穴位一面吐气 6 秒钟，再吸气。这是因为人体在吐气的同时筋肉会松弛，血流变缓；当吸气时，筋肉变硬，强烈刺激骨骼；停止呼吸时人体神经会觉醒，能蓄积生命能源的"气"，如果能巧妙地运用呼吸法，会使治疗效果倍增。

命 门

命门穴（图 2-7）是人体督脉上的要穴。位于后背两肾之间，第 2 腰椎棘突下，与肚脐相平对的区域。命门穴，为人体的长寿大穴。命门的功能包括肾阴和肾阳两个方面的作用。现代医学研究表明，命门之火就是人体阳气，从临床看，命门火衰的病与肾阳不足证多属一致。补命门火的药物多具有补

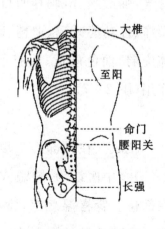

图 2-7 腰背穴位示意图

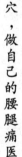

肾阳的作用。经常艾灸命门穴可强肾固本,温肾壮阳,强腰膝固肾气,延缓人体衰老。疏通督脉上的气滞点,加强与任脉的联系,促进真气在任督二脉上的运行。并能治疗阳痿、遗精、脊强、腰痛、肾寒阳衰,行走无力、四肢困乏、腿部浮肿、耳部疾病等症。

肾　俞

肾俞穴在第 2,3 腰椎棘突之间,旁开 1 寸 5 分。简便取法,使病人正坐直腰,由医者两手中指按其脐心,左右平行移向背后,两指会合之处为命门穴(此穴正对脐中),由此旁开取之。但此法对于胖人腹壁下垂者不甚准确。最好的办法是让医师在患者身上做好标记,以便患者家人施灸。

肾俞为肾气输注于背部的背俞穴。肾为先天之本,受五脏六腑之精而藏之,为人身精气出入之源泉,又主宰一身之元气。肾与膀胱、生殖系统、神经系统、消化系统、呼吸系统均有关系。如果肾气足,则人体精力充沛,强劲有力,生殖力强,脑功能也精巧灵敏,消化旺盛。肾俞在腰间,是十二脏腑背俞穴之一,属足太阳膀胱经,有调理肾气,强健脑脊,聪耳明目,健身强体、壮元阳之功效。对于肾虚所致的腰痛、性功能减退、遗精、阳痿、月经不调、盆腔炎、不孕症、腰肌劳损、身体虚弱、面色痿黄、四肢不温、慢性腹泻、耳鸣、耳聋等症有明显的治疗作用(图 2-7)。

腰眼穴

腰眼穴在腰部第 4 腰椎棘突下旁开 3.8 寸处,与腰阳关穴相平(图 2-7)。中医认为,腰眼穴居"带脉"(环绕腰部的经脉)之中,为肾脏所在部位。肾喜温恶寒,常按摩腰眼处,能温煦肾阳、畅达气血,防治腰痛。介绍几种按摩方法:

（1）两手握拳，以食指掌指关节突起部放在两侧腰眼穴上，先顺时针方向压揉 9 次，再逆时针方向压揉 9 次，连作 36 次。意守腰眼穴。每天按揉此穴，具有活血通络、健腰益肾等作用。

（2）两手对搓发热后，紧按腰眼处，稍停片刻，然后用力向下搓到尾闾部位（长强穴）。每次做 50～100 遍，每天早晚各做一次。

（3）两手轻握拳，用拳眼或拳背旋转按摩腰眼处，每次 5 分钟左右。

（4）两手握拳，轻叩腰眼处，或用手捏抓腰部，每次做 3～5 分钟。

中医认为，用掌搓腰眼和尾闾，不仅可疏通带脉和强壮腰脊，而且还能起到固精益肾和延年益寿的作用。中年人经常搓腰眼，能防治风寒引起的腰痛症。现代医学研究证明，按摩腰部既可使局部皮肤里丰富的毛细血管网扩张，促进血液循环，加速代谢产物的排除，又可刺激神经末梢，对神经系统温和刺激，有利于病损组织的修复，提高腰肌的耐力。

腰阳关

腰，穴在腰部也。阳，阳气也。关，关卡也。腰阳关名意指督脉的上行气血中滞重的水湿在此沉降于下。腰阳关穴在腰部第 4 腰椎棘突下的凹陷中。中医认为督脉为阳经，本穴为阳气通过之关。每天按揉此穴，具有疏通阳气、强腰膝、益元气等作用（图 2－7）。具体操作方法为：

（1）左手或右手握拳，以食指掌指关节突起部置于腰阳关穴上，先顺时针方向压揉 9 次，再逆时针方向压揉 9 次，反复作 36 次。

（2）手四指握大拇指成拳，手腕放松，用拳背部叩击腰部第 4 腰椎棘突下的腰阳关穴 36 次。

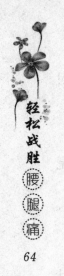
小贴士

腰部穴位按摩用力宜稍强,力度不够,其作用不能深达组织,但亦不能用蛮力,力度应自然贯彻于手,以意引力达到深部组织。经常按摩腰部能培元固精,补肾壮腰。对防治肾虚所致的腰酸背痛、阳痿、遗精、带下、腰肌劳损、腰椎骨质增生及妇女月经不调和盆腔脏器疾患效果较好。

委中穴

委中穴,又名血郄、郄中、委腘中央等名,属足太阳膀胱经的腧穴之一,因其位于腘窝中央,委曲之处,故名委中,是足太阳之脉所入为合的合土穴。其定位是在腘窝横纹中央,当股二头肌腱与半肌腱之间,微屈膝取穴(如图2-8所示)。揉按此穴常有酸胀之感。委中穴在蜂针临床中极为常用,对多种疾病疗效显著。委中穴在膝关节后面腘窝横纹正中处。

委中穴的主治病症为:坐骨神经痛、小腿疲劳、肚子疼痛、脖子酸痛、腰部疼痛或疲劳、臀部疼痛、膝盖疼痛。中医说:"腰背委中求"。每天拿揉此穴,具有舒筋活络、解痉止痛等作用。

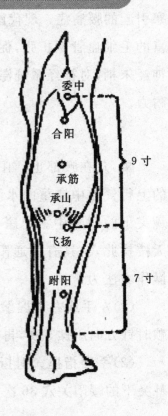

图2-8 委中穴示意图

委中穴的具体操作方法为：双手对搓至热，以两手同时拿揉（用大拇指与其余四指的指面对称施力拿、揉）两下肢委中穴，约 1 分钟。每天 1～2 次。

三阴交

三阴交穴位于内踝尖直上 3 寸处，胫骨内侧后缘（图 2－9）。取穴：一手四指并拢横量，小指下边缘靠内踝尖上，食指上缘在胫骨后缘的交点即是此穴。三阴交是足太阴脾经、足厥阴肝经、足少阴肾经的交会穴，具有补脾健胃、疏肝益肾、通经活络、调和气血等功能。可以治疗失眠、消化不良、腹痛、腹泻、肾虚阳痿、神经衰弱、小便不利、中风偏瘫、精力不足、容易疲劳等症。养生学家极重视此穴，称三阴交为"强身健体穴"。每天按摩刺激此穴，可通经络，活气血，健脾胃，益肝肾，强身体。按摩三阴交的具体方法是：

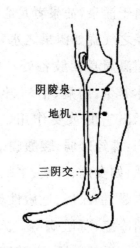

阴陵泉

地机

三阴交

图 2－9　三阴交示意图

（1）用右手拇指指端按压左侧三阴交穴，一压一放为 1 次，如此连作 9～18 次；再换左手拇指，如法按压右侧三阴交穴 9～18 次。

（2）右手五指微握拳，将大拇指置于食指内下方，用小鱼际外侧面有节奏地叩击左侧三阴交穴，连作 18～36 次；再换左拳，如法叩击右侧三阴交穴 18～36 次。

（3）用右手拇指指端置于左侧三阴交穴处，先顺时针方向揉 9 次，再逆时针方向揉 9 次，连作 36 次；然后换左手拇指，如法揉右侧三阴交穴 36 次。

（4）两手掌互摩至热，随之用右手掌面上下来回擦左侧三阴交穴，连作 18～36 次；两手掌再互摩至热，换左手，如法擦右侧三阴交穴 18～36 次。

涌泉穴

涌泉穴位于足前部凹陷处第 2、3 趾趾缝纹头端与足跟连线的前三分之一处（图 2-10），为全身俞穴的最下部，乃是肾经的首穴。我国现存最早的医学著作《黄帝内经》中说："肾出于涌泉，涌泉者足心也。"意思是说：肾经之气犹如源泉之水，来源于足下，涌出灌溉周身四肢各处。所以，涌泉穴在人体养生、防病、治病、保健等各个方面显示出它的重要作用。此穴位的主治疾病：神经衰弱、腰酸腿痛、精力减退、倦怠感、妇女病、失眠、多眠症、高血压、晕眩、焦躁、糖尿病、过敏性鼻炎、更年期障碍、怕冷症、肾脏病等。穴道指压法治疗脑出血后的复原、穴道按摩治疗膀胱炎、指压法治疗白发等。

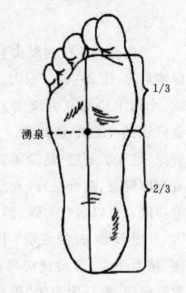

图 2-10　涌泉穴示意图

推搓涌泉穴俗称"搓脚心"，它是我国流传已久的自我养生保健按摩疗法之一。推搓涌泉穴之所以能防治各种疾病，尤其是对老年性的哮喘、腰腿酸软、便秘等病效果较明显，这是因为：一是中医的经络系统是运行全身气血，联络脏腑肢节，沟通上下内外的通路。而俞穴是人体脏腑组织气血输注于体表的部位，它与脏腑、经络有着密切的关系。它可以反应病症，协助诊断和接受各种刺激，从而达到防治疾病的目的。通过推搓涌泉穴，可以达到对肾、肾经及全身起到由下到上的整体性调节和整体性治疗的目的。二是人类的足底部含有丰富的末梢神经网，以及毛细血管、毛细淋巴管等器官，它与人体各个系统、组织、器官有着密切的联系。通过对涌泉穴的推搓可以加强它们之间的相互联系，有效地改善局部毛细血管、毛细淋巴管的通透性，和有节律的运动性,从而促进了血液、淋巴液在体内的循环,调整人体的代谢过程。三是推搓摩擦出现的热感,本身就是一种良性的刺激。加之在推搓过程中本身就是一种自我的形体导引运动和身心的修养过程。

具体方法是这样:每晚睡前,盘腿而坐,用双手按摩或屈指点压双侧涌泉穴,力量以该穴位达到酸胀感觉为宜,每次50~100下。若能长年坚持,自然会增强肾脏功能。除利用上述刺激涌泉穴方法之外,刺激涌泉养生、保健、防病治病的方法还有很多,最为常用的还有药物烘烤、熏洗;或者利用灸疗、膏贴。具体方法为:用热盐水浸泡双侧涌泉穴。热水以自己能适应为度,加少许食盐,每日临睡觉前浸泡15~30分钟。用艾灸或隔药物灸,每日一次,至涌泉穴有热感上行为度。

小贴士

腰痛患者在接受脚底按摩治疗时,反射区经过刺激,使得反射区及血液内所集结之代谢废弃物、毒素等,经过肾脏、输尿管、膀胱等排泄器官排出体外。因此,每次的脚底按摩后,腰痛患者都必须喝300~500毫升的水,以便将体内的毒素及沉淀物排出体外。若是没有喝水,效果可能降低许多。另外,还要注意脚底按摩的时间。平常按摩1次大约需要花30~40分钟;若是身体较虚弱者或是较不能忍受疼痛者,就应该减少按摩时间;如果是严重的心脏病或是肾脏病患者,按摩至该器官反射区时,最好按摩3~5分钟左右。此外,为腰痛伴严重心脏病按摩时,要控制好力量。

环跳穴

环跳穴是足少阳胆经的经穴,穴近髋关节,故又称髋骨、环谷、髀厌、髀枢、枢中、枢合中。穴名之意的"环"为圆形、环曲;跳,跳跃;穴在臀部,主下肢动作,指下肢屈膝屈髋环曲跳跃时,足跟可触及此穴,故名。同时经此穴治疗可使下肢疾病好转,做环曲跳跃运动。此穴出于《针灸甲乙经》是足少阳、太阳经之交会穴。环跳穴位于股骨大转子和骶管裂孔连线的外三分之一处(图2-11)。具有祛风除湿,强腰通经。适用于风湿痹痛、下肢瘫痪、药膝疼痛、麻木不仁、坐骨神经痛等病症。局部按压有酸麻

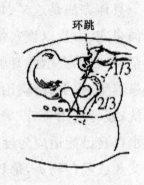

图 2-11 环跳穴示意图

胀痛感,同时向下肢发散至小腿外侧及足部。对腰痛、坐骨神经痛等有较好的疗效。

一位患者,58 岁,右臀部及右大、小腿后侧长期疼痛,经 X 线及 CT 检查未发现腰椎、骶髂、髋关节病变,最后被诊断为原发性坐骨神经痛。接受止痛剂、B 族维生素及激素治疗效果始终不佳。近日,其经对环跳穴刺激按压,结果仅用 1 个疗程就使其病痛得到了彻底解除。实际上中医认为坐骨神经痛隶属于中医"痹证"的范畴,认为此病乃由风寒侵袭、经脉受阻、气血瘀滞而引起,即"不通则痛"而引发。坐骨神经痛的发病原因主要由感染或中毒直接损害坐骨神经所致,也叫坐骨神经炎,多和肌炎、肌纤维组织炎同时发生。受寒、受潮可为其诱发原因。环跳穴与足三阳经有着极为密切的关系,按摩环跳穴能疏通气血,治疗足三阳经所过之病变,最终达到"通则不痛"的目的。

夹脊穴

夹脊穴均位于脊椎棘突下旁开0.5寸处。夹脊穴指压点穴法是以手代针点按夹脊穴位，以治疗全身疾病的一种简便方法。其适应范围广，对神经、呼吸、循环、消化、泌尿、生殖等系统均有较好疗效。作用原理是因脊部与经络系统有着广泛的联系，在经络学说中，阐述有关经络循行走向，即有足太阳经"挟脊"；足少阴经"贯脊"，足阳明之筋"上循胁"属背；足太阴之筋"内者著于脊"；足少阴之筋"循脊内"；手阳明之筋，支者"夹背"，督脉"挟脊"、"贯脊"等说法。因此，脊部通过经络系统与五脏六腑关系紧密。临床上，以手代针指按夹脊诸穴，可调节全身脏腑气血而防治疾病，尤其是按压腰骶部夹脊穴有防治腰腿痛的作用。

（1）胸夹脊　分别位于第1～12胸椎棘突下旁开0.5寸，每侧12个，双侧共24个穴位。主治上肢疾患及胸部疾患，如气喘、咳嗽、胸痛等；胸4～6，主治胸部疾患，如胸痛、胸闷、心悸等；胸7～8。主治胸部及上腹部疾患，如胸闷、呃逆、泛酸等；胸9～12主治中、上腹疾患，如肝区痛、胁肋痛、胃痛、呕吐、胆绞痛、胆道蛔虫症等。

（2）腰夹脊　分别位于第1～5腰椎棘突下旁开0.5寸处，每侧5个，双侧共10个穴位。腰，配合胸11～12主治腹部疾患，如腹痛、腹胀、肠粘连、阑尾炎、肠炎、痢疾及腹股沟部疼痛；腰2～5主治腰部及下肢疾患，如下肢疼痛、腰椎间盘突出、坐骨神经痛、腰痛、腿无力、瘫痪、麻木等。

（3）骶夹脊　位于第1骶椎棘突下旁开0.5寸。主治：阳痿、遗精、遗尿、脱肛、子宫脱垂、痛经、经闭、月经不调、下肢麻痹、瘫痪等。

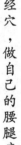

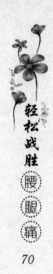
小贴士

　　我们已经知道穴位位于"经络"——能量的通路上。而人体中,五脏六腑"正经"的经络有12条(实际上,左右对称共有24条)。另外,身体正面中央有"任脉",身体背面中央有"督脉",各有一条特殊经络,纵贯全身。这14条经络上所排列着的人体穴位,称为"正穴",全部共有365处。这么多的穴位无论多么专业的人也无法全部熟记这许多穴位的名称,更不要说运用自如了。不过,治疗常见病不需要这么多的穴位。腰腿痛的防治也不需要这么多的穴位,事实上,只要熟知与其相关的人体的穴位,便可充分地进行穴位医疗了。重要的是,不是大量熟记穴位,而是充分找到有效的人体穴位,并纯熟地运用。而上面所述的腰痛常用穴位就正是经过总结后最常用的指压穴位。

🌼 腰痛经穴按摩治疗注意事项

　　医生按摩前要修整指甲,热水洗手,同时,将有碍操作的物品预先摘掉。医生态度要和蔼,严肃细心,要耐心地向患者询问病情,争取患者合作。患者与医生的位置要安排合适,特别是患者坐卧等姿势,要舒适而又便于操作。按摩手法要轻重适宜,并随时观察病人表情,使患者有舒服感。

按摩时间每次以 20～30 分钟为宜,按摩次数以 15 次为 1 个疗程。患者在大怒、大喜、大恐、大悲等情绪激动的情况下,不要立即按摩。饱食之后,不要急于按摩,一般应在饭后 2 小时左右为宜。

按摩时,有些患者容易入睡,应取毛巾盖好,以防着凉,注意室温。当风之处,不要按摩。其次,忌在长有痈疖、肿瘤的部位按摩。这些部位多有相应的毛细血管与病变组织相连,体表按摩使得毛细血管扩张,导致病变的扩散而加重病情。另外,腰痛患者在同时患有传染性疾病的病期内不能按摩,以免造成疾病传播。

特别提醒:穴位指压前后请勿吸烟

腰痛患者在进行经穴按摩前请勿吸烟。这是因为按摩能促进血液循环,指压或循经按摩前后吸烟对人的危害更大,吸入人体的有害物质可以迅速到达人体各个部位。再者香烟被现代人公认为是一种足以致人命的"毒素"。一般认为香烟中所含致癌的种类可达 40～200 种以上,尤其所含的尼古丁更是剧毒物质。事实上,60 克尼古丁就可以轻易杀死一个成年人。与吸烟有关的疾病很多。有癌症、肺气肿、哮喘、慢性支气管炎、心脏病、高血压病、动脉硬化,甚至有因吸烟而导致视力衰弱的"香烟弱视症"。这些与吸烟息息相关的疾病,甚至被命名为"香烟病"。甚至有一种说法是:每抽一支烟,寿命就缩短 5 分 30 秒,这绝不是危言耸听。

据 WHO(世界卫生组织)统计,每年死于吸烟有关疾病的人高达 400 万,平均每秒钟就有一个人死于吸烟有关疾病。如果不加控制,到 2030 年,每年死于吸烟有关疾病的人数将达到 1000 万人,而我国将占 200 万人。据美国疾病防治中心公布的一份研究报告显示:1997 年至

2001 年美国平均有 25 万名男性和 18 万女性因为吸烟或被动吸烟而死亡,据估计吸烟使美国成年人的寿命平均减少 14 年。在因吸烟而死亡的成年人中 39.8％的人死于癌症,34.7％的人死于血管性疾病,25.5％的人死于呼吸道疾病。据英国皇家癌症研究基金会对 34400 名英国男性吸烟者追踪 40 年的资料分析,吸烟造成的致命性疾病约有 40 多种,其中仅癌症一类疾病就有多种,如口腔癌、食道癌、喉癌、肺癌、胰腺癌、胆囊癌和子宫内膜癌等。吸烟已成为严重危害健康、危害人类生存环境、降低人们的生活质量、缩短人类寿命的紧迫问题。为此联合国确定每年 5 月 31 日为全球戒烟日,世界卫生组织把吸烟看成二十世纪的瘟疫。对于进行经穴按摩的腰痛患者而言,尤其要注意的是进行穴位治疗前,请勿吸烟。

❦ **小贴士**

许多吸烟的人容易患腰背痛,其原因尚不明确,可能是吸烟引起慢性支气管炎,而咳嗽时引起椎间盘内压及椎管内压增高之故,将动物注以尼古丁,可减低椎体血容量,从而影响椎间盘的营养,使椎间盘容易发生退变。这也许是吸烟者易患腰背痛的原因。另外,吸烟者易患肺癌,而肺癌经常转移到椎体上,由于椎体上有了肿瘤,腰背痛就不可避免地发生了,且逐渐加重,到最后无法治疗。可见,吸烟与腰背痛是有关系的。

✿ 刘老伯的教训：腰腿痛需要找对按摩师

按摩对腰腿痛有很好的疗效，需要注意的是：按摩虽是腰痛的常用治疗方法之一，但也不可随意进行，需到正规医院。退休职工刘老伯就是这方面的一个事例。有一天，退休职工刘老伯扭了腰，当时虽然感到腰部疼痛，但还能行走，未影响正常工作。没想到第二天晚上，刘老伯在外蒸了桑拿浴之后，请了个桑拿"按摩师"做按摩，自称学过中医推拿的大汉按摩师一通手揉、拳捶加脚踩，十八般武艺一起上，却弄得刘老伯痛上加痛，趴在按摩床上起不来了。

❦ 小贴士

医学专家忠告，腰痛不宜盲目按摩，特别应注意的是一些由于腰椎本身的病变，如骨折、脱位的早期，腰椎骨质增生，或者由于炎症、肿瘤等原因产生的腰痛，盲目按摩是不恰当的。因为不适当的按摩对于腰椎骨折、脱位的早期，不仅会使损伤加重，而且稍有不慎，将导致骨碎片或脱位的椎体进一步移位，有引起脊髓神经损伤的危险。有骨质增生的腰痛病人，如果手法过于粗暴，还可加重腰痛。而对腰椎局部有炎症、结核或肿瘤的患者按摩就更危险了，可能会使炎症、肿瘤扩散。因此，在打算按摩之前，要注意按摩的适应证，否则有可能导致严重后果。

中医的推拿按摩对于腰背部的肌筋膜疾患，如急慢性腰肌劳损等引起的腰痛是有疗效的。通过按摩使背部肌肉、筋膜受到刺激，令紧张的腰部肌肉松弛，加速腰部的血液循环，从而减轻腰部的疼痛。但若按摩的手法不正确，或者力量不适当，不但治不好腰痛，还有可能会加重腰痛的症状，甚至造成人为的损伤。就像退休职工刘老伯一样，腰痛没有好转反而加重了。

所以在按摩时一定要找准按摩师，另外并不是所有的腰痛单靠按摩推拿就都能解决的，特别是找那些没有经过专门培训的人员按摩，将会错上加错。因此，有了腰痛最好还是到正规医院找骨科或推拿按摩科医生诊治，只有对症治疗，才能取得较好的效果。

腰部疼痛该如何使用牵引疗法

腰椎牵引是利用牵拉力与反牵拉力作用于腰椎，通过向相反方向的牵拉来达到治疗腰椎间盘突出的目的。腰椎牵引可使腰椎间隙增大，主要是腰 3、4、5，骶 1 间隙。根据研究表明，腰椎间隙在牵引后较牵引前增宽 1.5～2 毫米，椎间隙的增宽可使其内成为负压，加之后纵韧带的紧张，有利于突出的髓核部分还纳或改变其与神经根的关系。椎间隙的增大，关节突关节的拉开，使椎间孔恢复正常的外形，从而解除对神经根的挤压。牵引还可使腰椎得到充分的休息，减少运动的刺激，有利于组织充血、水肿的吸收、消退，还可缓解肌肉痉挛、减轻椎间压力。牵引的方法很多，我们平时接触到的很多病人都有过牵引治疗的经历，但有的患者牵引无效或牵引后反而加重了症状，有的有所缓解，之所以如此是由于牵引前没有了解到牵引的适应证。其实，只有腰或腰椎管内有炎症的患者才需要牵引，才会从牵引中得到疗效，同时，牵引一定要带有间歇期的，不然肌肉被长时间牵拉，会造成在牵引过程中或牵引后疼痛。但牵引绝不能单独治愈腰腿痛或腰椎疼痛。

✿ 腰腿痛患者牵引疗法注意事项

(1)宜行床边牵引　腰腿痛患者要结合卧床休息,在医生的指导下作床边骨盆牵引(图2-12),牵引重量15～20千克,每日1～3次,每次0.5～1小时,3～4周为一疗程。电动机械床牵引,牵引重量小于患者体重的1/3,每日1～2次,每次20分钟,3～4周为一疗程。少数腰腿痛患者在牵引后如有腰腿痛加重倾向,应停止牵引治疗。

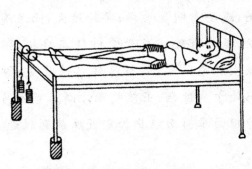

图2-12　腰腿痛骨盆牵引示意图

(2)忌盲目牵引　腰腿痛患病后忌盲目牵引,不科学的牵引可能会带来严重的后果。研究表明,不正确的牵引不仅不能缓解肌肉痉挛和减轻椎间隙的压力,反而会使腰椎周围的软组织损伤,充血水肿,加重对神经组织的压迫,引起强烈疼痛,使迷走神经张力增高,心脏自律细胞受到强烈抑制,导致心博骤停。此外,如果患者腰部交感神经受到刺激和压迫,引起交感神经功能异常,从而影响肾脏的滤过性功能。所以要求牵引适中,牵引带放的部位要合适,使腰椎牵引的重力均匀。

(3)忌过度牵引　腰腿痛忌过度牵引,过度牵引是指由于牵引重量过大或牵引持续时间过长,腰肌松弛,重量相对过重,从而引起腰部损伤,产生一系列不适和损伤。轻者引起腰部包括肌肉、韧带、关节囊及

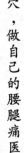

椎间盘等的损伤,重者引起脊髓、神经根的牵拉损伤,严重时可出现截瘫。因此,必须掌握好牵引的度,才能既达到治疗效果,又不致造成不良后果。

小贴士

腰腿痛患者有以下情形之一者禁止使用牵引疗法:有严重的心血管系统、呼吸系统疾病,心肺功能较差,或全身明显衰竭;年龄较大,而且有明显骨质疏松;虽然有腰痛或坐骨神经病症状,但病因是因结核或肿瘤引起,腰椎有破坏性改变;腰骶部外伤后仍处于急性期;虽然明确诊断后确定可进行牵引治疗但因牵引而症状加重或疼痛剧烈者。

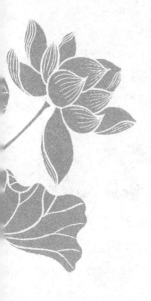

第三章

饮食自疗，在美味中除去腰腿痛

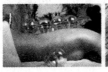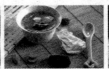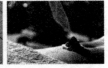

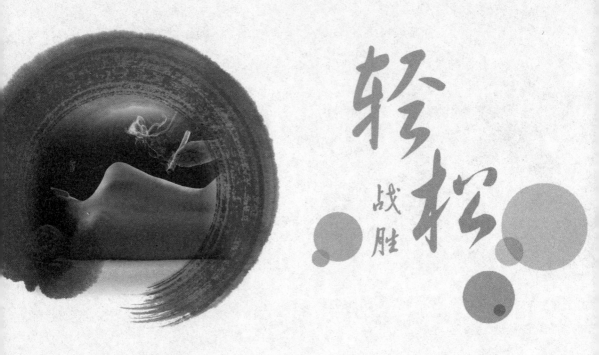

轻松战胜

❀ 腰腿疼痛的药膳疗法

肾虚腰痛是中老年人的常见病，常伴有腰膝酸软、疲乏无力，常反复发作。偏肾阳虚者，还可伴有面色无华、手足不温、阳痿早泄、舌质淡、脉沉细；偏肾阴虚者，则伴有心烦失眠、口燥咽干、面色潮红、手足心热、舌质红，脉细数。采用食疗方法调理，常可收到独特疗效。

🍲 仙茅炖猪肾

【组成】仙茅 15 克、核桃肉 50 克、小茴香 20 克、猪腰 1 对，葱、姜、盐、酒各适量。

【制法】将仙茅、小茴香用纱布包好，共放砂锅内，加水适量，用文火炖煮，食肾饮汤。

【用法】佐餐食用。

【功效】补肾阳,强筋骨,祛寒湿。用于阳痿精冷,筋骨痿软,腰膝冷痹,阳虚冷泻。阴虚火旺者忌用此方。

茴香煨猪腰

【组成】茴香15克,猪腰1个。

【制法】将猪腰对边切开,剔去筋膜,然后与茴香共置锅内加水煨熟。

【用法】趁热吃猪腰,用黄酒送服。

【功效】温肾祛寒。主治肾虚所致的腰痛。

小贴士

猪腰又名猪肾或猪腰子,为猪科动物猪的肾。猪腰是日常大多数人喜欢食用的肉食之一,可加工成各种菜肴,以供不同人群食用。根据中医"以脏补脏"之理,民间常用猪腰治疗肾虚腰痛。中医理论认为猪腰有补肾、强身的功效,对肾虚腰痛、水肿等症有一定的疗效。有滋肾利水的作用,适宜孕妇间隔食用,以及有腰酸、腰痛的肾虚者,遗精、盗汗者,老年人肾虚耳聋、耳鸣者食用。《本草纲目》指出:"肾有虚热者宜食之。"因肾虚热所致的性欲低下者,常食猪肾有提高性兴奋作用。现代医学研究发现猪腰含有锌、铁、铜、磷、维生素B族、维生素C、蛋白质、脂肪等,是含锌量较高的食品,所以猪腰适宜于肾虚腰痛的人食用是有科学依据的。

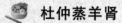 杜仲蒸羊肾

【组成】新鲜羊肾一对,杜仲 30 克。

【制法】将羊肾剖开、洗净,把杜仲夹于剖开之羊肾内,用细线将羊肾缠紧,放入碗内。碗内加少量水及盐,置锅内隔水慢火蒸 2 小时取出。

【用法】依个人餐量分次食羊肾。可连续食用。

【功效】本方主治无病性腰痛。有补肾强腰、养精益髓之效。

小贴士

羊肾又名羊腰子。具有补肾气、益精髓的功效。用于治肾虚劳损,腰脊疼痛,足膝痿弱,耳聋,阳痿,尿频,遗精等症,适用于肾虚勃起功能障碍者食用。《日华本草》说,羊肾能"补虚损,阴弱,壮阳益肾。"现代营养学认为羊肾含有丰富的蛋白质、脂肪、维生素 A、维生素 E、维生素 C、钙、铁、磷等。对于促进性功能有一定的促进作用。用法:白羊肾 1 对,肉苁蓉 30g,将羊肾去脂膜、切细,肉苁蓉酒浸,切细,以二物相和,入葱白盐酱椒,煮作羹,空腹食之,日一剂。

🍲 骨碎炖猪蹄

【组成】取骨碎补、川牛膝各 20 克，菟丝子 30 克，川断 15 克，猪蹄 2 只。

【制法】将上 4 味药用纱布包好，和猪蹄共放锅内，加水及黄酒适量，炖至猪蹄熟。

【用法】吃猪蹄喝汤。每日 1 次。

【功效】补肾强骨，活血化瘀，续伤止痛。用于肾虚腰痛，耳鸣耳聋，牙齿松动等症。

🍲 果莲炖乌鸡

【组成】乌鸡 1 只，莲子肉 15 克，白果 15 克，糯米 15 克，胡椒 3 克，葱、姜、酱、盐各适量。

【制法】鸡去毛及内脏，洗净，在腹腔内放入白果、莲子、糯米、胡椒缝好，口朝上放沙锅内加水及葱等调料，炖熟即可。

【用法】佐餐食用。

【功效】补肾涩精，活血调经。主治男性肾虚腰痛、遗精等症。

🍲 巴戟炖鸡腰

【组成】巴戟 15 克，枸杞子 15 克，鸡腰 30 克，红枣 5 枚（去核）。

【制法】鸡腰洗净，稍煮飞水，用油加酒爆炒后，同各物炖盅隔水炖熟吃。

【用法】佐餐食用。

【功效】壮阳补肾。

【主治】适用于肾阳亏虚之腰痛、阳痿、遗精、早泄等症。

冬虫夏草鸭

【组成】雄鸭1只,冬虫夏草5～10枚,食盐、姜、葱各少许。

【制法】雄鸭去毛,除去内脏,洗净放砂锅中。加冬虫夏草、食盐、姜、葱、水适量,移火上以小火煨烂,食用。

【用法】佐餐食用。

【功效】补虚助阳。主治肾虚腰痛,阳痿遗精等症。

鹿茸炖甲鱼

【组成】甲鱼250克,鹿茸片1克,香菜、葱段、姜片、花椒、料酒、味精、酱油、白糖、猪油、鸡汤及湿淀粉等适量。

【制法】

(1)甲鱼杀死后,洗净,用酱油浸泡入味。炒锅置火上,放入油,油烧热后,将甲鱼炸成金黄色。锅内留油,放入葱、姜、花椒制成调味油。

(2)把甲鱼置碗内,加入调味油、料酒、酱油、味精、鸡汤、白糖、鹿茸片、然后将碗上屉蒸熟,将原汤滗出,再和少许原汤烧开,用湿淀粉勾芡,撒上香菜,装盘。

【用法】佐餐食用。

【功效】温补肾阳,滋阴益气。适用于肾阳虚之腰痛、阳痿、遗精等症。

腰腿疼痛:美味药膳汤羹疗法

药膳滋补汤亦属食疗食养的范畴,它不是"药＋食＝滋补汤"这么简单的概念。从作为膳食的一方面来说,药膳首先应满足食物应该具有的色、香、味、形、触等基本要求;而从作为药的一方面来说,则应尽量发挥食物本身的功效,并进行合理搭配,辨证用膳。即使需要加入药物,药物的性味也要求尽量甘、淡、平和、无异味,不能因用药就丢了膳。因此,正确的选配、烹调合适的膳食与享用者的身心特质相结合。食疗和美味紧密地结合在一起,是一项需要高超技术与高超艺术的工作,在古代,仅有帝王与贵族方可享用。可以说滋补汤保健是中国饮食文化与中医药文化相结合的产物,厨师调五味,医生亦调五味,既有共性又有不同之处,对食疗的把握即是将二者巧妙地结合在一起,无论是从历史源流、方药构成、制作过程、科学分析各个方面来看,滋补汤保健都是饮食与医药的精华所在,而制作汤羹调五味的过程又是技艺提高的过程。

🥣 三七地黄汤

【组成】三七 12 克,生地 30 克、大枣 4 个、瘦猪肉 300 克。

【制法】三七打碎,生地、大枣、瘦猪肉入沙锅,加适量水,大火煮沸后改小火煮 1 小时至瘦肉熟烂,放调盐适量。

【用法】饮汤吃肉,隔日 1 剂。

【功效】活血化瘀,定痛。主治气滞血瘀型急性腰腿痛。

🥣 杜仲腰花汤

【组成】取杜仲、川断各 15 克,猪腰子 1 对,白酒 25 毫升,葱、味精、酱油、大蒜、姜、盐、白糖各适量。

【制法】先将猪腰洗净切成腰花放碗内,加白糖、盐、酒;另将杜仲、川断煎取浓汁后加入腰花中。用武火烧热锅,倒入腰花速炒熟,然后加入调味品即可食用。

【用法】佐餐食用。

【功效】补肝肾,健筋骨,降血压。适用于肾虚腰痛、阳痿、遗精、眩晕、尿频等症。

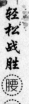
◉ 狗脊猪尾汤

【组成】狗脊 15 克,肉苁蓉 30 克,新鲜猪尾巴 2 条(去毛洗净)。

【制法】取狗脊、肉苁蓉、新鲜猪尾巴。将肉苁蓉、狗脊用纱布包好,和猪尾巴共放入砂锅内,加水适量,用文火炖至猪尾巴熟烂,再加入适量食盐调味。

【用法】饮汤吃猪尾巴,每日 1 次,连食 1 周有效。

【功效】补肾助阳,强筋壮骨。适应于腰脊酸痛之症。

◉ 芝麻核桃汤

【组成】黑芝麻 250 克,核桃仁 250 克,白砂糖 50 克。

【制法】将黑芝麻拣去杂质,晒干,炒熟,与核桃仁同研为细末,加入白糖,拌匀后瓶装备用。

【用法】每日 2 次,每次 25 克,温开水调服。

【功效】滋补肾阴,抗骨质疏松。黑芝麻滋补肝肾,为延年益寿佳品。

✦ 小贴士

近代研究证实,芝麻含有多量的钙、磷、铁等矿物质及维生素 A、维生素 D、维生素 E,所以有良好的抗骨质疏松作用。核桃仁补肾强腰,从营养学角度分析,核桃仁中所含的钙、磷、镁、铁等矿物质及多种维生素均可增加骨密度,延缓骨质衰老,对抗骨质疏松。

黄芪虾皮汤

【组成】黄芪 20 克，虾皮 50 克。

【制法】先将黄芪切片，入锅，加水适量，煎煮 40 分钟，去渣，取汁，兑入洗净的虾皮，加水及葱、姜、精盐等调味品，煨炖 20 分钟，即成。

【用法】佐餐当汤服食。

【功效】补益脾肾，补充钙质，抗骨质疏松。黄芪擅长益气补脾，近代实验研究证实黄芪有雌激素样作用，可有效地防止和减少绝经后女性因缺乏雌激素而引起的骨丢失。

猪腰核桃汤

【组成】猪腰子 1 对，杜仲 30 克，核桃肉 30 克。

【制法】三物共煮后加盐去杜仲渣，吃猪腰喝汤。

【用法】隔日 1 次，至愈为止。

【功效】益肾助阳，强腰益气。主治腰脊疼痛，遗精频作，畏寒肢冷等症。

黑豆羊腰汤

【组成】猪腰或羊腰 1 对，黑豆 100 克，茴香 3 克，生姜 9 克。

【制法】共煮熟。

【用法】吃腰子和豆，喝汤，可常食。

【功效】此方主要用于防治寒湿腰痛。

药膳腰痛滋补汤应用特点

药膳腰痛滋补汤以中医理论为基础，将中药材经过严格的加工，与传统烹饪原料结合而烹制成的可口菜肴，在进餐的同时起到治病养身

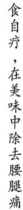

的作用。药膳腰痛滋补汤取材广泛,用料考究,制作严谨,品种丰富,风味独特。药膳腰痛滋补汤选取入食的药材一般以植物性原料居多,经过前期加工,去除异味而后方可使用。在配料时一般因人而异,根据就餐者各人不同的生理状况配以不同的药材,以达到健身强体、治病疗伤的功用。具体来说其应用还具有以下特点。

(1)注重整体,全面调理 所谓"注重整体"、"辩证施食",即在运用药膳腰痛滋补汤时,首先要全面分析患者的体质、健康状况、患病性质等多方面情况,判断其基本证型;然后再确定相应的食疗原则,给予适当的药膳腰痛滋补汤治疗。如慢性胃炎患者,若证属胃寒者,宜服良附汤等。

(2)防治兼宜,效果显著 药膳腰痛滋补汤既可治病,又可强身防病,这是有别于药物治疗的特点之一。药膳腰痛滋补汤尽管多是平和之品,但其防治疾病和健身养生的效果却是比较显著的。民间经常食用的"八珍食疗汤",含有山药、莲子、山楂等8种食用中药,幼儿食用30天后食欲增加者占97%,生长发育也有改善;再如,莱阳梨香菇汤,是由莱阳梨汁和香菇、银耳提取物制成,中老年慢性病患者服后不仅能显著改善各种症状,而且可使高脂血症者血脂下降,并可使免疫功能得到改善。

(3)良药可口,服食方便 由于中药汤剂多有苦味,故民间有"良药苦口"之说。有些人,特别是儿童多畏其苦而拒绝服药。而药膳腰痛滋补汤使用的多为药食两用之品,且有食品的色、香、味等特性;即使加入了部分药材,由于注意了药物性味的选择,并通过与食物的调配及精细的烹调,仍可制成美味可口的药膳腰痛滋补汤,故谓"良药可口,服食方便"。

所以说药膳腰痛滋补汤是充分发挥中药效能的美味佳肴,特别能满足人们"厌于药,喜于食"的天性,且易于普及,取材广泛,可在家庭自制,是中药治病的一种特殊的、深受百姓喜爱的剂型,有助于防病治病及疾病康复。

药膳腰痛滋补汤的科学配制

药膳腰痛滋补汤虽为滋补强壮、延年益寿的食疗佳品,然而配制方法是否科学,却直接关系到食用口感、味道及其药效的高低。因此药膳腰痛滋补汤的配制,应根据不同药物的性能与特点采用不同的配制方法,归纳起来,有以下几种形式:

(1)药膳腰痛滋补汤的配方需遵循两个原则:一是中医方剂组成的主次辅佐关系,一是膳食的调配原则。前者在组成药膳腰痛滋补汤配方时,对所使用的原料应有主次辅佐关系。后者,主要是指要使药膳腰痛滋补汤既有中药的特点又要符合膳食的要求,有色、香、味、形、质等方面的美感。二者必须互相协调,有利于增强药膳腰痛滋补汤的食疗效果。

(2)药膳腰痛滋补汤配方要分清主次关系,除与配方中各种原料的作用有关外,也和各种原料的用量密切相关。一般来说,居于主要地位的原料其用量应大于其他原料,而一般性食物原料如大米、面粉和某些蔬菜、肉类,由于膳食种类如汤饭、糕点、菜肴所决定,它们虽占有较大的分量,一般并不居于主要地位。

药膳腰痛滋补汤的用量确定

确定一种药膳腰痛滋补汤的用量,首先是以一人食用为准,确定其总量,供一人一次食用,或一日、二日食用,做一日食用的通常是分两次食用,供二日食的以此类推。在总量的范围内,按比例决定各种原料的用量。每种原料的一日用量,食物部分,按个人的食量确定,并参照食

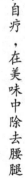

物的营养素含量和膳食营养标准;中药部分,参照中药学或国家药典规定。究竟一种药膳腰痛滋补汤用多大的用量,还要考虑药膳腰痛滋补汤制作的可操作性。

药膳腰痛滋补汤选用药材禁忌

不同的食物都有不同的属性和作用。因此,在医生的指导下辨证、辨病的进行食物的选用,合理确定处方。同时要注意食物、食物与药物之间的配伍禁忌。按照传统的习惯,有些食物不能合用,如鸡肉忌糯米、芥末,猪肉忌荞麦、黄豆等。这些虽然没有充分的道理,但是民间长期流传的一些忌讳,仍宜慎重为宜。

目前临床应用的 5000 多种常用中药中,有 500 百余种可作为药膳腰痛滋补汤原料。如冬虫夏草、人参、当归、天麻、杜仲、枸杞子等。这些药物在与食物配伍、炮制和应用时都需要遵循中医理论,使它们之间的作用互相补充、协调,否则就会出现差错或影响效果。因此,对药膳腰痛滋补汤应用的药物有严格的禁忌。

在家中自行配制使用药膳腰痛滋补汤时,药物配伍禁忌,一般要参考中药"十八反"和"十九畏"。"十八反"的具体内容是:甘草反甘遂、大戟、海藻、芫花;乌头反贝母、瓜蒌、半夏、白蔹、白芨;藜芦反人参、沙参、丹参、玄参、苦参、细辛、芍药。"十九畏"的具体内容是:硫黄畏朴硝,水银畏砒霜,狼毒畏密陀僧,巴豆畏牵牛,丁香畏郁金,川乌、草乌畏犀角,牙硝畏三棱,官桂畏赤石脂,人参畏五灵脂。以上配伍禁忌,可作为用药参考,但非绝对如此,最好避开使用。

制作药膳腰痛滋补汤注意事项

(1)注意水量　熬制滋补汤,应掌握好用水量。如果加水太多,则无端地延长熬煎时间,使一些不宜久煎的药物失败。况且煎汁太多,病人难以按要求全部喝下。加水太少,则药物有效成分不易煎出,汤米也熬不烂。用水的多少应根据药物的种类和米谷的多少来确定。

(2)注意火候 熬滋补汤与煎中药有共同之处,都应掌握一定的火候,才能使熬制出来的滋补汤不干不稀,味美适口。在熬汤过程中,如果用火过急,则会使扬液沸腾外溢,造成浪费,且容易熬干;若用小火煎熬则费工费时。一般情况下,是用急火煎沸,慢火熬至成汤的办法。

(3)注意时间 滋补汤中的药物部分,有的可以久熬,有的不可以久熬。有久熬方能煎出药效的,也有熬久反而降低药效的。因此把握好煎熬汤的时间亦极为重要。煎汤时间常是根据药物的性质和功用来确定的,一般来说,滋补类药物及质地坚硬厚实的药物,煎熬时间宜长,解表发汗类药物及花叶质轻、芳香的药物不宜久煎,以免降低药效。因此把握好煎熬汤的时间亦极为重要。

(4)注意容器选择 能够供熬汤的容器有砂锅、搪瓷锅、铁锅等。依照中医的传统习惯,最好选用砂锅。为使滋补汤中的中药成分充分析出,避免因用金属锅煎熬所引起的一些不良化学反应,所以,用砂锅煎熬最为合适。新用的砂锅要用米汤水浸熬后再使用,防止熬滋补汤时有外渗现象。刚熬好后的热汤锅,不能放置冰冷处,以免砂锅破裂。

❋ 现代药茶的概念与作用

药茶是中医的传统治疗方法之一,有着悠久的历史。有的药茶是由茶或药物组成,经加工制成,是可供饮用的具有治疗作用的特殊饮料,它们既可供人们工余、饭后饮用解渴,又可以防治疾病,缓衰抗老。有的药茶是以"茶"的形式出现,与平时所说的茶饮不完全相同,可以说

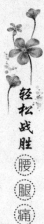

只是饮用形式相同。但不管药茶是以何种形式出现,从疗效上看,药茶的有效成分溶出量大,药液质量好,具有携带方便,冲泡饮用易于接受,便于长期饮用等特点。正由于药茶具有方便、有效、天然、节约的优点,而且既有针对性,又不失灵活性,所以也就决定了药茶在临床运用上的广泛性,受到了人们欢迎。在中国的古代医籍里,有关药茶治病的方法随处可见。药茶一般作用持久而缓和,并无呆滞中焦脾胃之弊,还可以减少服药的精神负担,是一种既有汤剂之优点,又有十分方便的剂型,有利于病人的调养和治疗。尤其是那种素有饮茶嗜好的患者,更容易接受。如果经常坚持饮用,辅以饮食疗法,可以达到治疗疾病,控制症状的效果。

腰腿疼痛:药茶疗法有奇效

腰部若感受寒湿或肝肾亏虚常致腰膝酸软,关节屈伸不利,皮肤麻木不仁等,祖国医学常主张以茶疗疾,因此对此类腰腿痛我们在这里列举一些常用的保健茶,它们具有补肝肾、强腰膝、利湿热、祛风寒之功效,对治疗腰腿疼痛效果较好。

首乌牛膝茶

【组成】制首乌200克,怀牛膝150克。

【制法】照上方药物比例,研成粗末。每日用30~50克,置热水瓶中,用沸水冲泡,盖闷约20分钟。

【用法】频频饮用。1日内饮完。

【功效】补益肝肾,强腰壮膝。肝肾不足,腰膝骨痛,下肢拘急或酸麻,行走乏力。寒湿引发之腰膝痹症不宜饮用。腰膝酸麻疼痛,活动不爽,是中老年人常见的病症。

🫖 虾米壮腰茶

【组成】虾米 10 克,绿茶 3 克。

【制法】将二味放入杯中,沸水冲泡 15 分钟即可。

【用法】代茶饮用。

【功效】温肾壮阳。可治疗阳痿滑精,肾虚腰痛等症。虾米茶经反复饮用,淡而无味后,可连虾米、茶叶吃掉。虾米茶为沿海渔民所爱喝的茶饮。

🫖 胡桃壮腰茶

【组成】胡桃仁 10 克,绿茶 15 克。

【制法】共捣成细末,加炼蜜适量入茶中,用沸水冲泡即可。

【用法】代茶饮用。

【功效】温肾纳气,充旺元阳,止遗精,兴阳事之功效。多用于男子房事低下,滑精早泄,以及长期哮喘等症。

巴戟牛膝茶

【组成】巴戟天20克,怀牛膝15克。

【制法】上药研为粗末,置于热水瓶中,冲入适量沸水浸泡,盖闷约20分钟。

【用法】频频饮用。于1日内饮尽。每天中晚可配合饮用黄酒各1杯。

【功效】温补肾阳,强腰健膝。此茶适用于肾阳亏虚,腰酸冷痛,膝软无力,阳痿早泄或病后腰酸,背脊冷痛,腰以下有冷感,手足不温等症。阴虚火旺,中气下陷者,不宜应用。

小贴士

本方主治重点是肾阳虚损之症。方中巴戟天性味甘温,有补肾壮阳,强筋骨,祛风湿。治肾虚腰脚无力,痿痹瘫痪,风湿骨痛,神经衰弱,阳痿遗精,早泄,失眠的功效。它含有维生素C和糖类。怀牛膝性味甘苦酸,原为补益之品,而善引气血下行,故善治肾虚腰痛腿疼,或膝疼不能屈伸,或腰痛不能任地。现代医学认为牛膝含有三萜皂甙及蜕皮甾酮等,具有止痛作用。它与巴戟天相伍,是治疗肾阳不足所引起的腰膝疾患的良药。

杜仲腰痛茶

【组成】杜仲叶 12 克,绿茶 3 克。

【制法】将杜仲叶切细,与茶叶一同入茶杯内用沸水冲泡 10 分钟,即可。

【用法】代茶饮用。

【功效】此方具有补肝肾,强筋骨,兴阳事之功效。适用于治疗脾肾阳虚引起的腰膝酸痛,阳痿早泄,尿频尿急以及高血压病,心脏病、肝硬化等症。长期饮用具有抗衰防老,延年益寿之功效。

健腰补肾茶

【组成】胡桃肉 20 个,补骨脂(酒浸炒)240 克,杜仲(姜汁炒)500克,大蒜 120 克。

【制法】除大蒜外,其余三药研成粗末备用。大蒜有辛臭味,若泡茶饮,其气味令人难以接受。根据其辛热温散之性,可改为肉桂 20 克,研为粗末.掺入前三味中。每日用 30～50 克,置于热水瓶中,以沸水冲泡大半瓶,盖闷浸泡约 20 分钟。

【用法】1 日之内频频饮用,于 1 日内饮尽。

【功效】补肾健腰。主要用于肾虚腰脊酸疼,转侧不利,足膝软弱,阳痿早泄,小便余沥。或早期高血压,精神疲乏,腰膝酸冷,或伴有头晕目眩者。

【宜忌】外感风寒引起的腰脊酸楚不宜饮用。

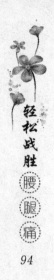

❦ **小贴士**

　　方中胡桃肉性甘温，能补肾固精，且能温肺定喘，对肾不纳气之虚喘有良效。由于它含有丰富的植物脂肪，有很好的润肠作用；其中亚麻酸、亚油酸进入体内代谢，可以抑制血胆固醇升高。此物为中老年人药食两用的上品，故用作主药。补骨脂、杜仲均为补肾强腰的要药，与胡桃肉相伍，其效相得益彰。特别杜仲能防治高血压，尤为养生益寿之所宜。再佐以温肾暖胃之肉桂，则此茶温补而不滞，是腰痛的较好茶疗方。

🫖 虎杖艽独茶

【组成】虎杖 20 克，独活 10 克，秦艽 9 克。

【制法】上述药物研为粗末，置保温瓶中，用沸水适量冲泡，盖闷 20 分钟。

【用法】代茶饮用。每日 1 剂。

【功效】清热利湿，活血通经。适用于风湿热邪侵袭引起的关节疼痛，痛处可有热感或轻度肿胀，如慢性风湿性、类风湿性关节炎，或风湿热邪痹阻所致的腰腿疼痛。此方对有湿热之象的关节痛、腰腿痛，可收捷效。

【宜忌】孕妇不宜服。

独活腰痛茶

【组成】独活 150 克。

【制法】上药研粗末。每服取 30 克置保温瓶中,用沸水 500 毫升冲泡,盖闷 15 分钟。

【用法】代茶饮用。1 日内分数次饮完。每日 1 剂。

【功效】祛风胜湿,散寒止痛。主治风寒感冒引起的头痛、恶寒、发热、身体疼痛、腰腿酸痛。或风寒湿三邪侵入致气血流行不畅而产生的腰、膝、足、胫筋骨疼痛。

【宜忌】阴虚血燥者慎服。

🌱 小贴士

据药理研究,独活具有明显的镇痛作用和镇静、消炎作用,能使炎症减轻,肿胀消退迅速;还有明显的降压作用以及解痉挛、抗菌等作用。本茶主要用于祛风湿、治腰膝痹痛,以于风湿性关节炎偏于风寒性效果较好,尤其是对下半身疼痛如腰痛、腿痛效果更为明显。

🌸 服用药茶有哪些注意事项

药茶不同于一般的茶饮,需要根据患者的症状,依据药物的性能特点进行配方,要依据药茶的浸泡特点进行灵活操作。药茶治疗病,不宜过多饮用,过多地饮用药茶,无疑会增加脾胃的负担,冲淡胃液,削弱消化功能。其次,一般组成茶疗方剂的药物必须是甘淡爽口的,若苦味太浓,异味太烈,必然给肝病患者带来恶性刺激,还会损伤脾胃,这是茶疗组方选药时,应当注意的事项。总之药茶疗法应用得当,会取得较为满意的疗效。但需要特别注意以下事项:

(1)慎重选择药茶　药茶不是万能的,也不是千篇一律的,有病的人应根据自己的身体情况和病情,慎重选用药茶方,用量要恰当。体质过差或病情严重者应遵医嘱,合理调整药茶处方。

(2)控制浸泡时间　药茶冲泡或煎点时间不宜过长。通常以10～20分钟为宜,需煎长时间的应从医嘱。

(3)禁喝隔夜药茶　饮用药茶以温热为主。一般不隔夜用。禁忌煎好汤,隔数日服,以防药茶变质。

(4)注意饮用时间　滋补药茶,宜饭前服,使之充分吸收。对胃肠道有刺激的药茶,宜饭后服,以减轻对胃肠刺激。

(5)药茶配料选用　自己配制药茶时,必须选质量好的原料,霉变或不洁者禁用,并应遵照医嘱的要求配方制作。

(6)服药的禁忌　服有中药配伍的药茶期间,一般忌食生冷、油腻等不易消化或有特殊刺激性食物。如热证忌食辛辣、油腻;寒证忌食生冷;头晕、失眠、烦躁易怒,不宜吃胡椒、辣椒、大蒜、不饮酒和浓茶。疮疡或皮肤病者忌食鱼、虾等。这些对提高疗效,促进早日康复均有裨益。

制作药茶选用药材的禁忌

不同的食物都有不同的属性和作用。因此,在医生的指导下辨证、辨病地进行食物的选用,合理确定处方。同时要注意食物、食物与药物之间的配伍禁忌。按照传统的习惯,有些食物不能合用,如鸡肉忌糯米、芥末，猪肉忌荞麦、黄豆等等。这些虽然没有充分的道理，但是民间长期流传的一些忌讳，仍宜慎重为宜。目前临床应用的 5 000 多种常用中药中，有 500 百余种可作为药茶原料。如冬虫夏草、人参、当归、天麻、杜仲、枸杞子等。这些药物在与食物配伍、炮制和应用时都需要遵循中医理论，使它们之间的作用互相补充、协调，否则就会出现差错或影响效果。因此，在家中配制药茶对药物的选用有严格的禁忌。自行配制使用药茶时，药物配伍禁忌，一般要参考中药"十八反"和"十九畏"。在之前章节已详述。

药酒的现代概念是什么

药酒即是一种加入中药的酒。具体而言，药酒是选配适当中药，经过必要的加工，用度数适宜的白酒或黄酒为溶媒，浸出其有效成分，而制成的澄明液体。在传统药酒制作中，也有在酿酒过程里，加入适宜的中药，酿制而成。药酒在我国已有数千年的历史，是祖国医药学宝库的宝贵遗产。它既能防病治病，又可滋补身体，延年益寿，并具有服用方便，疗效确切，便于存放等优点，因而深受历代医家重视，成为我国传统医学中的重要治疗方法。因酒可以浸出许多水不能浸出的有效成分，是极好的有机溶媒，多数药物的有效成分都可溶在其中。所以药酒有时比同样的中药煎剂、丸剂作用更佳，在防治疾病方面更有着好的疗效，在我国医药史上药酒已处于重要的地位，成为历史悠久的传统剂型之一，在医疗保健事业中也同样享有较高的声誉，它能"通血脉，厚肠胃，散湿气，消忧解怒"。由此可见现代药酒的概念是极为广泛的。

历史上酒与药紧密相关

在古代，酒曾被视作一种药物，除了作为饮用品外，其最大的作用

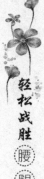

就是用以来治疗疾病。酒是用谷类和酒曲酿制而成,中医认为其气剽悍而质清,味甘辛而性热,无毒,具有温通血脉,益脾暖胃,开结化瘀,利筋骨,舒关节,润皮肤,去寒湿等功效。班固在《前汉书·食货志》中就称酒为"百药之长"。最早的上古时期,医生看病,常用酒来治疗疾病。《说文解字》中说"醫"字从酉酒,即说明酒与医药的密切关系 随着社会科学的进步和对医药知识的不断丰富,人们逐渐认识到酒本身不仅可以治病,也是一种良好的有机溶剂,与中药相互配合,可以起到更好的治疗作用,于是产生了药酒。这是我国医药发展史上的一个重要创举,它进一步丰富了祖国医学诊治疾病的手段,拓展了酒和中药使用的方法。较早的药酒配方中,所用的药物的味数是比较少的,多是一酒一药。随着医药的发展和人们对药酒认识的不断积累,药酒中配入药料的味数逐渐增加,并形成一定的配方或"秘方",同时也出现了对药酒的文字记载。

药酒都有哪些优点

药酒越来之所以千百年来受到人们的重视和欢迎,并乐于接受,自有它的独到优点。概括起来,主要表现在以下几方面:

(1)适应范围广 药酒,既可治病防病,凡临床各科多种常见多发病和部分疑难病症均可疗之;又可养生保健、美容润肤;还可作病后调养和日常饮酒使用而延年益寿,真可谓神通广大。

(2)便于服用 饮用药酒,不同于中药其他剂型,可以缩小剂量,便于服用。有些药酒方中,虽然药味庞杂众多,但制成药酒后,其药物中有效成分均溶于酒中,剂量较之汤剂、丸剂明显缩小,服用起来也很方便。又因药酒多一次购进或自己配制而成,可较长时间服用,不必经常购药、煎药,减少了不必要的重复麻烦,且省时省力。

（3）吸收迅速　饮用药酒后，吸收迅速，可及早发挥药效。因为人体对酒的吸收较快，药物之性（药力）通过酒的吸收而进入血液循环，周流全身，能较快地发挥治疗作用。临床观察，一般比汤剂的治疗作用快到 4～5 倍，比丸剂作用更快。

（4）能有效掌握剂量　汤剂 1 次服用有多有少，浓度不一，而药酒是均匀的溶液，单位体积中的有效成分固定不变，按量（规定饮用量）服用，能有效掌握治疗剂量，一般可放心饮用。

（5）人们乐于接受　服用药酒，既没有饮用酒的辛辣呛口，又没有汤剂之药味苦涩，较为平和适用。习惯饮酒的人喜欢饮用，即使不习惯饮酒的人，因为避免了药物的苦涩气味，因药酒多甘甜悦目，故也乐于接受。

（6）药酒较其他剂型的药物容易保存　因为酒本身就具有一定的杀菌防腐作用，药酒只要配制适当，遮光密封保存，便可经久存放，不至于发生腐败变质现象。

❋ 家庭该如何泡服药酒

药酒有通血脉、散诸痛、祛风湿之功，那么，家庭该如何泡服药酒呢？

（1）选用酒类　现代药酒的制作多选用 50～60 度的白酒，因为酒精浓度太低不利于中药材中的有效成分的溶解，而酒精浓度过高有时反而使药材中的少量水分被吸收，使得药材质地坚硬，有效成分难以溶出。对于不善饮酒的人来说，也可以采用低度白酒、黄酒、米酒、果酒、葡萄酒等为基质酒，但浸出时间要适当延长或浸出次数适当增加。

（2）配制方法　先将买回的药材打碎或剪短后，再用冷开水浸湿，这样既可洗去脏物，又可防止药材吸酒太多。然后取出，放在玻璃瓶或罐里，兑入白酒，至少应将药材全部淹没，最后，将口封严，每天摇动数次，以使药材的有效成分充分析出，浸泡半月后即可饮用。有些贵重药材，可将酒饮完后再浸泡几次。

需要注意的是自行泡制药酒要注意：一是所用药材必须洁净或新鲜，避免用劣质药材或伪药。二是某些补肾药酒方中，含有毒性或作用较剧烈的药物，需经过专业的炮制后才能使用，以免服用不当，造成伤害。如发现药酒表层起沫、里面有菌块或突然变浊、颜色突然变深或变浅等外观变化，甚至酒味异常，可能酒已变质，建议停止饮用。三是持药单至中药房购买药材泡酒时，配料内的药物不要任意改动或增减剂量，要先咨询中医师，不能以书中的处方完全作为防病治病的依据。

腰部疼痛：生活中的药酒处方

我国民间常有将名贵草药泡酒喝防治腰酸腿痛的习惯。有些老年人一天喝好几次自泡"药酒"，来客人也总是热情地递上一杯。"这些做法非常不可取"。如果过量饮用，酒精的危害比药效还大，因为酒精能抑制甲状腺素分泌，导致肠道对钙、维生素 D 的吸收率降低，甚至出现急躁、记忆力减退、心肌收缩无力等不良后果。所以，如果不是医生有针对性地指定患者服用的药酒，一般人最好不要随意泡喝，更不可长期服用。以下是防治腰部疼痛的常用药酒方，有腰部疼痛的患者最好在医生的指导下使用。

乌藤腰痛酒

【组成】生川乌 35 克，生草乌 35 克，生杜仲 35 克，忍冬藤 35 克，当归 35 克，五加皮 35 克，海风藤 35 克，乌梅 2 个，白酒 1500 毫升，冰糖 100 克，红糖 100 克。

【制法】将前 9 味酒水煎 2 小时,取药液加入冰糖、红糖,待溶化后再加入白酒即成。

【用法】早晚各服 1 次,每次 10～20 毫升。

【功效】温经散寒,通络止痛。适用于腰痛日久不愈者,疗效高,收效快。

🥃 独活参附酒

【组成】独活 35 克,制附子 35 克,党参 20 克。

【制法】上药研细,装瓷瓶中,用 500 毫升白酒浸之,春夏 5 日,秋冬 7 日。

【用法】每次饮药酒 10～25 毫升,早晚各 1 次。

【功效】散寒逐湿,温中止痛。适用于腰腿疼痛,小腹冷痛,身体虚弱者。

🥃 川乌活血酒

【组成】生川乌、生草各 50 克,田三七、马钱子各 25 克。

【制法】将川乌、草乌洗净切片晒干,用蜂蜜 250 克煎煮;马钱子去毛,用植物油炸;田三七捣碎。混合前药加水煎煮两次,第 1 次加水 1000 毫升,浓缩到 300 毫升,第 2 次加水 1000 毫升,浓缩到 200 毫升,两次取液 500 毫升,加白酒 500 毫升即成。

【用法】每天 3 次,每次 10 毫升,10 天为 1 疗程。

【功效】散风活血,舒筋活络。用于慢性腰腿痛。

🥃 人参枸杞酒

【组成】人参 10 克,枸杞子 10 克,熟地 10 克,冰糖 40 克,白酒 500 毫升。

【制法】将人参、枸杞子、熟地、冰糖放入白酒中,浸泡15天后即可饮用。

【用法】每次饮药酒10~25毫升,早晚各1次。

【功效】大补元气,安神固脱,滋肝明目。适用于劳伤虚损、少食倦怠、惊悸健忘、头痛眩晕、阳痿、腰膝酸痛等症。

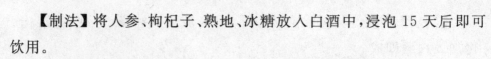

🌱 小贴士

中医历来将人参视为济世之上品,历代医药学家认为,人参具有补气养血,固液生津、益智安神、开心明目、大补元气等功能。《图经本草》记载一则故事:"使二人同走,一含人参,一空口,各走奔三五里许,其不含人参者,必大喘;含者气息自如。"足见其功效非凡。现代医学研究证明,人参具有调节人体的生理机能,强筋骨,提高人体的免疫功能,抗肿瘤、抗辐射,抗疲劳,增强耐力,提高体力与脑力劳动的效率,增强性功能,能使神经的兴奋与抑制协调起来,正常发挥其作用,对不正常的血糖水平具有调整作用,还可以促进体内蛋白质的合成,抗衰老等。对贫血、神经衰弱、妇女失血过多、男子性功能失调、心血管等多种疾病都有治疗作用。由于人参在诸多方面的神奇功效,所以被人们推崇为"中药之王"。

八珍调养酒

【组成】当归 150 克,白芍(煨)100 克,生地黄 200 克,人参 50 克,白术 150 克,白茯苓 100 克,五加皮 400 克,红枣(去核)200 克,核桃肉 200 克,煮糯米酒适量。

【制法】将上述药物用糯米酒浸泡 7 日以上即可。

【用法】每次饮药酒 25 毫升,早晚各 1 次。

【功效】和气血,养脏腑,调脾胃,强精神,悦颜色,助劳倦,补诸虚。

双乌止痛酒

【组成】制川乌、草乌、冠花(或红花)各 10 克,川芎、当归、牛膝各 15 克、黄芪 18 克。兼肩臂痛者加羌活 15 克,颈项痛加葛根 30 克,腰膝酸软者加杜仲 10 克。

【制法】上方加白酒 1000 毫升,浸泡一星期后服用。

【用法】每次饮药酒 10～25 毫升,早晚各一次,一般服用二三剂。酒量大者可适当多饮,如感觉口舌发麻宜减量。

【功效】温经活血,益气止痛,治腰腿痛。适用于各种腰腿痛而无关节红肿发热。

四虫雪莲酒

【组成】白花蛇 1 条,全虫、雪莲花各 15 克,地龙黑蚂蚁,威灵仙各 20 克,没药、当归各 10 克,制川乌、制草乌、川牛膝、红参各 10 克,白酒 1000 毫升。

【制法】诸药装入盛白酒的陶瓷罐或玻璃瓶内浸泡,罐口密封,浸泡 7 日后启用。

【用法】口服,每日服药三次,每次 15～10 毫升,两星期为一疗程。

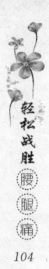

【功效】祛风通络，散寒止痛，补肝益肾。治疗腰痛、坐骨神经痛。

小贴士

我国新疆及青藏高原，群峰林立，在积雪线下生长着一种名贵的药用花卉——雪莲。据研究，雪莲是珍贵的药用植物，具有除寒痰，壮阳补血，暖宫散瘀，治月经不调。还具有治疗肾虚腰痛，祛风湿，通经活血等症的作用。雪莲全草入药，在7月～8月初开花时采集，药效最好。雪莲不能用水煎服（因含挥发油），可单独用白酒泡浸，一朵大的雪莲加白酒500毫升，泡7天后即可服用。日服2次，每次10毫升。对风湿关节炎，腰腿痛引起的腰酸腿痛均有良好疗效。

独活寄生酒

【组成】独活15克 桑寄生30克，杜仲12克，附子9克，细辛10克，当归20克，川芎15克，秦艽15克，穿山甲60克，鸡血藤30克，川乌10克，麻黄10克，桂枝10克，茜草30克。

【制法】上药1剂置容器内，加高度白酒1000毫升，封口浸泡，每日摇动1次，7日后启封服用。

【用法】每次服用10～25毫升，每日服2次。乙醇（酒精）过敏及肝病患者，不能服用。

【功效】祛风散寒除湿，活血通络止痛，治腰痛。

> ❦ **小贴士**
>
> 　加减方法：腰痛严重者加川断 15 克，狗脊 15 克；兼见下肢痛者加地枫 15 克，千年健 15 克；兼见下肢挛痛者加伸筋草 30 克、木瓜 30 克；兼见上肢痛者加羌活；遇寒痛甚者加草乌 10 克、肉桂 6 克；阴雨天痛甚者加防己 15 克、薏苡仁 30 克；兼见瘀血者加土元 10 克、红花 12 克。

🥃 化骨腰痛酒

【组成】川牛膝、炒杜仲、当归尾、红花、醋延胡威灵仙、玄参各 30 克，炮山甲 15 克。

【制法】上药共碾为碎块，纱布包好，用烧酒 1000 克，浸泡一星期（冬季浸泡两星期），过滤后装瓶饮用。

【用法】口服，每次一小盅，日服 2 次。

【功效】消瘀通络，软坚化骨。用于治疗腰椎增生所致的腰痛。

🥃 乌梢蛇酒

【组成】乌梢蛇 1 条。

【制法】将蛇除去内脏，置净瓶中用好酒 500 毫升浸泡 3～4 日后，即成药酒。或用乌梢蛇肉 1 条，除去内脏，袋盛，酒曲适量置于缸底，糯米饭盖之。3～7 日酒熟，去渣将酒收贮瓶中，

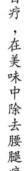

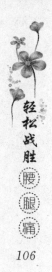

【功效】祛风通络。用于腰腿痛所致下肢肌肤麻木等。

【用法】每次服 15 毫升,每日 3 次。

> ❧ **小贴士**
>
> 　　除去内脏的乌梢蛇干燥全体,是传统的中药材,名为"乌蛇"或"乌梢蛇",据《本草纲目》记载,肉能医治"诸风顽痹,皮肤不仁,风瘙隐疹,疥癣等,功效与白花蛇同,而性善无毒。"蛇胆、蛇蜕也可入药。蛇皮薄韧,可用作胡琴膜和皮制工业品,因此是捕蛇者大量捉取的对象。为国家二级重点保护野生药材物种。

❀ 药酒有什么贮存要求

　　凡从药房购进或自己配制的药酒,如果贮存与保管不善,不但影响药酒的治疗效果,而且会造成药酒的变质或污染,因而不能再饮用。因此,对于服用药酒的人来说,掌握一定的贮存和保管药酒的基本知识,是十分必要的。一般来说,贮存药酒的一般要求是:

　　(1)凡是用来配制或分装药酒的容器均应清洗干净,然后用汗水煮烫消毒,方可盛酒贮存。

　　(2)家庭配制的药酒,应及时装进细口长颈大肚的玻璃瓶中,或者其他有盖的容器中,并将器口密封好。

　　(3)药酒贮存宜选择在温度变化不大的阴凉处,室温以 10℃～15℃为好。不能与汽油、煤油以及有刺激性气味的物品混放,以免药酒变质、变味。

(4)夏季存放药酒时要避免阳光的直接照射,以免药酒中的有效成分被破坏,使药酒的功效减低。

(5)家庭自制的药酒,要贴上标签,并写明药酒的名称、作用和配制时间、用量等内容,以免时间久了发生混乱,造成不必要的麻烦,或导致误用错饮而引起不良反应。

🌿 药酒滋补疗法特别提醒

服用药酒不宜过量,因药物过量必会有毒性。药酒的用法一般应根据病情的需要,体质的强弱,年龄的差异,酒量的大小等实际情况出发,宜适度,一般每次喝15~20毫升,酒量小的病人可将药酒按1∶1~1∶10的比例与加糖的冷开水混合,再按量服用。

药酒中虽也含有酒精,但服用量少,对人体不会产生有害影响。但有些病人,如患慢性肝肾疾患、较重的高血压、气管炎、肺心病、胃病、十二指肠溃疡及皮肤病的患者,要在医生的指导下使用,妊娠及哺乳期女性不宜用药酒,小儿也不应服药酒,年老体弱者用量应适当减少。患有糖尿病、尿酸过高,孕妇和经期女性、儿童、哺乳期女性等同样要在医生的指导下饮服药酒。

有一点应注意,选用药酒要对症,不能拿药酒当一般酒饮,有人以为补酒无碍,多喝一点没关系,这种认识是错误的,喝药酒过量不但能醉人,而且会引起不良反应,所以不可以滥用。药酒在医疗上不同于一般的酒,有规定的疗程,病症祛除后,不应再服用。

药酒不宜佐餐或空腹饮用,服药酒应在每天早晚分次服用。如佐餐饮用则影响药物的迅速吸收,影响药物疗效的发挥。空腹饮酒则更能伤人,空腹饮药酒30分钟,药酒中的酒精对机体的毒性反应可达到

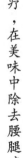

高峰。

药酒不宜冷饮,饮药酒时最宜加热到 20℃ 以上温饮。这样既可减少胃肠刺激,而且药酒中醛类的沸点只有 20℃ 左右,把酒烫温,醛类就挥发掉了,减少了对人体的危害。药酒不宜混合饮用,两种以上的药酒混合饮用,由于药物的治疗作用不同,在体内产生不同的反应,会引起头痛、恶心等药物毒性反应,甚至可致药物中毒。

服用某些西药时饮用药酒需慎重。饮酒并服用巴比妥类中枢神经抑制药会引起中枢抑制。精神安定剂氯丙嗪、异丙嗪、奋乃静、安定、利眠宁和抗过敏药物扑尔敏、苯海拉明等如与酒同用,对中枢神经亦有协同抑制作用,轻则使人昏睡;重则使人血压降低,产生昏迷。

中医辨证属湿热、阳盛体质者,要慎用药酒,特别是壮阳之类的药酒更应慎用。饮用药酒后不宜立即针灸,不宜立即行房事。不习惯饮酒的人,在服用药酒时,要先从小剂量开始,逐步增加到需要服用的量。有些老年人喜用药酒代酒饮,实属错误,因为药酒是针对不同疾病或体质应用的,如药症不合反而会引起副作用。如平时阴虚内热的人服用鹿茸酒会"火上浇油",使病症加剧。

❀ 药粥重在健身疗疾

药粥是药物疗法、食物疗法与营养疗法相结合的一种独特的疗法。药物与米谷配伍,同煮为粥,相须相使,相辅相成,能收到药物与米谷的双重效应。比如:干姜是用于温胃散寒的药物,但无补肾之效,粳米可以健脾益气,却无温胃散寒之力,倘若干姜和粳米同煮成粥,则就具有温补脾胃的双重功效,是治疗脾胃虚寒的食疗良方;生石膏有清热生津之功,为治疗气分高热的药物,但生石膏为大辛大寒之品,易伤胃气,所以用生石膏与粳米煮成石膏粥,则可清除气分热邪而无损胃之弊。再如苁蓉羊肉粥,方中苁蓉为补肾壮阳的中药,羊肉是温补脾肾的食物,同粳米煮成稀粥,不仅可以增强温补肾阳的作用,又能收到温脾暖胃的效果。由此可见药粥结合是防治疾病、强身健体、养生保健的一种极为重要的方法。

> ### 🌿 小贴士
>
> 　　药粥疗法集医学理论、民间医疗于一体,具有全科医学的优越性,只要运用得当,可收到明显的预防保健,防病治病作用。药粥疗法强调对人体进行整体调理,多病同治,特别是对久病未愈的奇难怪病和顽疾有单纯药物所不及的独特疗效。更为重要的是药粥疗法能将平时治疗寓于美食之中,长期坚持能达到其他疗法而达不到的治疗效,对于无病之人还可以起到强身健体的作用,因为药粥的主要原料是糯米、粳米,其本身就是一味健脾益气的佳品。

🌿 药粥治病安全又方便

　　传统的药粥疗法之所以久盛不衰,沿用至今,是因为它的独特的剂型和疗效。中药剂型有丸、丹、膏、散,这些剂型制作工艺较复杂,处方固定不变,不能灵活组方配药为其不足之处;还有汤剂,虽然应用广泛,但也因药物的异味特性,而致病人难以接受。药粥则是从传统汤剂中脱颖而出的一种剂型。它的剂型简单,既可单味药与米谷同煮,也可几

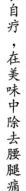

味药配用与米谷煮粥；还可根据病情及个体差异，灵活组方，按季节气候的变化，适时选用，适合于长服久食，便于充分吸收，经济简便，安全有效。由于药物或药汁与米谷同煮成了粥剂，既可充饥，又可食疗；既有利于药物成分的吸收，又能制约药物的不良反应。适应于长服久食，因此，深受医家推崇，民间百姓喜欢。

药粥食材首选粳米

粳米俗称大米，是由稻子的子实脱壳而成的。粳米是中国人的主食之一。无论是家庭用餐还是去餐馆，米饭都是必不可少的。粳米其味甘淡，其性平和，每日食用，百吃不厌，是天下第一补人之物，南方人更是以为主食，经常食用。但粳米熬粥有什么养生作用呢？

（1）粳米含有大量糖类，是热量的主要来源。其中蛋白质虽然只占7％，但因吃量很大，所以仍然是蛋白质的重要来源。粳米所含人体必需氨基酸也比较全面，还含有脂肪、钙、磷、铁及B族维生素等多种营养成分。

（2）中医治病常将粳米加入到方药中，取其可补正气之功。中医认为粳米有补中益气、健脾养胃、益精强志、和五脏、通血脉、聪耳明目、止烦、止渴、止泻的功效，认为多食能令"强身好颜色"。历代医家对粳米功用论述颇多，诸如：益气，止烦，止渴，止泻，补中，壮筋骨，益肠胃；煮汁主心痛，止渴，断热毒下痢，合芡实作粥食，益精强志，聪耳明目。明代汪颖也说："粳有早、中、晚三收，以晚白米为第一。……天生五谷，所以养人，得之则生，不得则死。惟此谷得天地中和之气，同造化生育之功，故非他物可比。"

（3）粳米熬成粥具有补脾、和胃、清肺的功效，有益气、养阴、润燥的功能，性味甘平，有益于婴儿的发育和健康，能刺激胃液的分泌，有助于消化,并对脂肪的吸收有促进作用,亦能促使奶粉中的酪蛋白形成疏松而又柔软的小凝块,使之容易消化吸收,因此用米汤给婴儿作辅助饮食都是比较理想的。

(4)米油为煮米粥时,浮于锅面上的浓稠液体,性平味甘,大能补虚,老幼咸宜,病后产后体弱之人尤为适合。《本草纲目拾遗》云:"米油滋阴长力,肥五脏百窍。力能实毛窍,最肥人。"《随息居饮食谱》曰:"补液填精,有裨羸老。"另外,《紫桂单方》中有对男子精少不育的专门论述:"治精清不孕:煮米粥滚锅畔面上米沫浮面者,取起加炼过食盐少许,空心服下,其精自浓。"

腰腿痛患者宜辨证选粥

药粥作为一种中医饮食治疗腰腿痛方法,在使用过程中应做到"根据病情,辨证选粥"。身体虚寒的腰腿痛患者宜吃散寒的生姜粥;体质虚弱的腰腿痛患者,要根据气虚血虚阴虚阳虚的不同类型,而分别采用补气、补血、补阴、补阳的药粥,切不可笼统地"虚则补之"。另外辨证选粥还要注意季节性,由于中药有寒热温凉之性,所以在应用时,要注意到不同季节的用粥特点,比如腰腿痛患者冬季调养宜吃温性粥,可以选食羊肉粥,能收到温补元阳,暖中御寒的效果。此外,饮食习惯南北有异,在煮制药粥加用配料时,也要适当注意到"南甜北咸,东辣西酸"的特点。

该如何科学配制药粥

药粥虽为滋补强壮、延年益寿的食疗佳品,然而配制方法是否科学,却直接关系到食用口感、味道及其药效的高低。因此药粥的配制,应根据不同药物的性能与特点采用不同的配制方法,归纳起来,有以下几种形式：

（1）药汤煮粥法　把中药煎取浓汁后去渣再与谷同煮粥食，这种方法较为常用，例如黄芪粥、麦冬粥、酸枣仁粥等。

（2）药末掺入法　将中药研成细粉，再与米谷同煮，如菱粉粥、莲子粉粥、贝母粉粥等。这类药粥，为了便于制作与服食，先把中药磨成粉状，与米一同煮为粥糊食用。

（3）药汁兑入法　将药物煎煮取浓汁备用，待米粥即熟时兑入药汁再稍煮熬。选用质地滋腻、根块类或芳香类药物煮粥宜用本法。前者如鸡肉、猪蹄、猪心肺、熟地、玄参等，可用文火久煎取汁备用。后者如藿香、佩兰、薄荷、菊花、葱白等宜武火急煎取汁。

（4）原汁拌和法　待米粥煮至将熟时，把原药汁直接兑入粥中，拌和均匀令沸即成。此类药汁如烊化阿胶、龟胶、鹿胶、胆南星及牛乳、羊乳、甘蔗汁、萝卜汁、蜂蜜等。

（5）药米同煮法　以中药直接与米谷同煮为粥，凡可供食用的中药，大部分均可采用这种煮制方法。例如山药、大枣、扁豆、百合、茯苓、玉竹、胡桃等，均可切碎或捣为粗末与米煮粥。

🌿 熬制药粥的注意事项

（1）注意水量　煮制药粥，应掌握好用水量。如果加水太多，则无端地延长煮煎时间，使一些不宜久煎的药物失效。况且煎汁太多，病人难以按要求全部喝下。加水太少，则药物有效成分不易煎出，粥米也煮不烂。故用水的多少应根据药物的种类和用米的多少来确定。

（2）注意火候　煮药粥要掌握一定的火候，才能使煮制出来的药粥不干不稀，味美适口。在煮粥过程中，如果用火过急，则会使扬液沸腾外溢，造成浪费，且容易煮干；若用小火煎煮则费工费时。一般情况下，先用急火煎沸,再用慢火煮至成粥的办法。

(3)注意时间　药粥中的药物部分,有的可以久煮,有的不可以久煮。有久煮方能煎出药效的,也有的煮久反而降低药效的。因此把握好煎煮粥的时间亦极为重要。煎粥时间常是根据药物的性质和功用来确定的。

(4)注意容器选择　能够供煮粥的容器有砂锅、铁锅、铝制锅等。依照传统习惯,最好选用砂锅。为使药粥中的中药成分充分析出,避免因用金属(铁、铝制锅)锅煎熬所引起的一些不良化学反应,所以,用砂锅煎煮最为合适。新用的砂锅要用米汤水浸煮后再使用,防止煮药粥时有外渗现象。刚煮好后的热粥锅,不能放置冰冷处,以免砂锅破裂。

❋ 腰腿疼痛:生活中的药粥处方

药粥防治腰腿痛方法简单易学,不受任何条件限制,不需要掌握高深的理论,只要通过实践,即可达到防病治病的目的。药粥疗法集医学理论、民间医疗于一体,只要运用得当,可收到明显的预防保健、防病治病作用。药粥疗法强调对腰腿痛患者进行整体调理,有单纯药物所不及的独特疗效。更为重要的是药粥疗法能将平时治疗寓于美食之中,长期坚持能达到其他疗法达不到的治疗效果,对于无病之人还可以起到强身健体的作用,且无副作用,用料简单易寻,可根据自己的口味选用,如能长期坚持食用,大有裨益。

🥣 川 乌 粥

【组成】生川乌 12 克,香米 50 克。

【制法】慢火熬熟,下姜汁 1 茶匙,蜜 3 大匙,搅匀。

【用法】日服 2 次,温热食用。

【功效】散寒通痹。主治寒湿性腰腿痛。

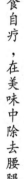

栗子糯米粥

【组成】栗子粉 30 克,糯米 50 克。

【制法】先将栗子去壳磨粉,与淘洗干净的糯米一同放入砂锅,加水 500 克。先用旺火烧开,再转用文火熬煮成粥,以粥面上有粥油形成为度。

【用法】日服 2 次,温热食用。

【功效】滋肾壮腰。适用于肾虚腰腿痛、腿脚无力脾虚腹泻等症。

【禁忌】凡是习惯性便秘者不宜服用。

🗸 小贴士

栗子又名板栗,有"干果之王"的美称,在国外被誉为"人参果"。古时还用来代替饭食。春秋战国时期,栽种栗子已很盛行。香甜味美的栗子,自古就作为珍贵的果品,是干果之中的佼佼者。栗子有多种吃法,栗子泥制成蛋糕,是有益的甜点。善于吃栗的人,将栗子风干,味更鲜美,比砂炒或蒸熟更妙。古人诗云"老去自添腰脚病,山翁服栗旧传方,客来为说晨与晚,三咽徐收白玉浆。"说明栗子可治老年肾亏,腰脚无力。中医理论认为栗子性味甘温,入脾、胃、肾三经,有养胃、健脾、补肾、壮腰、强筋、活血、止血、消肿等功效。适用于肾虚所致的腰膝酸软、腰脚不遂、小便多和脾胃虚寒引起的慢性腹泻及外伤骨折、瘀血肿痛、皮肤生疮、筋骨痛等症。

🍚 杭芍桃仁粥

【组成】杭白芍 20 克,桃仁 15 克,粳米 60 克。

【制法】先将白芍水煎取液 500 毫升,再把桃仁洗净捣烂如泥,加水研汁去渣,二汁液同粳米煮熟。

【用法】日服 2 次,温热食用。

【功效】活血养血通络。主治腰腿痛气滞血瘀型。

🍚 枸杞牛肉粥

【组成】牛肉丁 50 克,糯米 100 克,枸杞 20 克。

【制法】牛肉丁 50 克,糯米 100 克黄共煮粥,待粥将煮好时放入枸杞 20 克,再共煮成粥加调味后服食。

【用法】日服 2 次,温热食用。

【功效】滋阴补肾。适用于腰酸腿困、下肢痿软者。主治腰腿痛。

🍚 芝麻羊肾粥

【组成】黑芝麻 30 克,枸杞子 50 克,羊肾 1 对,大米 200 克。

【制法】取黑芝麻、枸杞子、羊肾(洗净去筋膜切碎)、大米,加水适量,以小火炖烂成粥。

【用法】日服 2 次,温热食用。

【功效】滋阴补肾,适用于偏肾阴虚的腰腿痛。

🍚 生 姜 粥

【组成】粳米 50 克,生姜 5 片,连须葱数根,米醋适量。

【制法】生姜捣烂与米同煮,粥将熟加葱、醋,食后覆被取汗。

【用法】日服 2 次,温热食用。

【功效】祛风散寒。主要适用于寒湿性腰腿痛。

🌿 **小贴士**

生姜是一味极为重要的调味品,同时也可作为蔬菜单独食用,而且还是一味重要的中药材。它可将自身的辛辣味特殊芳香渗入到菜肴中,使之鲜美可口,味道清香。本品为法定药物和食物两用植物。药用以老姜最佳。生姜具有祛散寒邪的作用。着凉、感冒时不妨熬些姜汤,能起到很好地预防、治疗作用,对发烧、头痛等很有效。如果和肉桂混合饮用,效果更佳。生姜还能促进血液循环,所以主张腰腿痛患者在恢复期宜多食生姜。

鸽子韭菜粥

【组成】鸽子1只,韭菜100克,大米100克,黄酒20毫升,精盐2克,味精3克,姜丝3克,葱末10克。

【制法】

(1)将鸽子活杀,去毛,去内脏,洗净,斩成大块;大米淘洗干净;韭菜洗净,切段备用。

(2)锅内加水适量,放入鸽子块、大米、黄酒、精盐、姜丝、葱末共煮粥,八成熟时加入韭菜段,再煮至粥熟,调入味精即成。

【用法】每日1剂,分2次服完,连用数日。

【功效】补益肝肾、益精养血。可用于治疗肾阳虚衰型腰腿痛。

牛奶粥

【组成】牛奶 500 克,粳米 100 克。

【制法】粳米淘洗干净,放入锅内倒入清水,大火煮沸后,改用文火煮至六成熟,加入牛奶,继续煮至成粥。

【用法】早晚服食。

【功效】润肺通肠,补虚养血。主治体弱无力,食欲不佳,午后潮热,失眠多梦等症。

熟地壮腰粥

【组成】熟地黄 30 克,粳米 50 克。

【制法】先将熟地黄用纱布包扎,加水 500 克,放入砂锅内,浸泡片刻,烧开后用慢火煎汁,去渣,加入淘洗干净的粳米,共煮成粥。

【用法】日服 1 剂 晨起空腹食用,10 天为 1 疗程。

【功效】补肾阴养肝血。适用于眩晕心悸、胃蒸潮热、盗汗、遗精、腰膝酸痛、月经不调、消渴等症。

【禁忌】脾胃素虚、便溏及痰湿素盛者忌服。

川乌姜汁粥

【组成】生川乌 3～5 克,姜汁约 10 滴,粳米 30 克,蜂蜜适量。

【制法】将川乌头碾成极细粉末,先煮粳米,煮沸后加入乌头末,改用小火慢煎,待米熟透后加入生姜汁及蜂蜜,搅匀,再煮 1～2 分钟沸即可。

【用法】可供早晚餐,温热服食。

【功效】祛散寒湿,通利关节,湿经止痛。适用于风寒湿痹,四肢及腰膝酸痛,风湿性关节炎。

◯ 枸杞女贞粥

【组成】取女贞子 20 克,枸杞子 50 克,山药(捣碎)50 克,大米 100 克。

【制法】先将女贞子、枸杞子加水适量煎煮,过滤取汁,然后加入山药、大米共煮成粥。【用法】代早餐食。

【功效】滋补肝肾。主治肝肾阴虚,腰酸腿软,头晕目眩,须发早白以及阴虚阳亢,耳鸣,头痛,烦躁不眠等证。

◯ 枸杞麦冬粥

【组成】枸杞子 30 克,麦冬 10 克,花生米 30 克,粳米 50 克,白糖适量。

【制法】上述材料加水适量共同煮粥。

【用法】代早餐食用。

【功效】滋补肝肾。适用于肝肾不足所致的腰酸腿困、头晕眼花、视物不清、耳鸣耳聋、消渴等症。健康人食用亦能增强体质,防病延年。

◯ 麻雀补阳粥

【组成】麻雀 3 只,大米 60 克,姜丝 3 克,葱末 6 克,精盐 1 克,味精 2 克,料酒 10 毫升。

【制法】

(1)将麻雀活杀,去毛,去内脏,洗净;大米淘洗干净,备用。

(2)锅内加水适量,放入大米、麻雀、姜丝、葱末、精盐、料酒共煮粥,熟后调入味精即成。

【用法】每日 1 次,连服 5～7 天。

【功效】麻雀性温,味甘、咸,有壮阳益精、补气暖腰等功效,可用于治疗肾阳不足所致的腰痛、阳痿、早泄、性冷淡诸症。

❦ **小贴士**

中医认为麻雀肉是性温之品，具有壮阳益气、益精髓、暖腰膝的食疗功效，适用于身体虚弱、头晕眼花、夜尿频、腰酸腿困、终日精神颓丧等阳虚体弱者。用麻雀肉做食疗，如果加入补气补血的药物同煲则不仅可以壮阳，还可滋肾补血，使补益功效更好，慢性腰椎间盘突出症患者经常适量食用更是益莫大焉。但中医认为腰腿痛急性期患者不宜食用麻雀肉。慢性腰腿痛患者具体食用方法为：每次用麻雀5只，除去羽毛和内脏，洗净，油盐调味，炖熟放少许食盐，吃汤肉，可常食用。

❀ 药食同源：腰腿痛患者应常吃的食物

在中医药理论中，"药"与"食"本是同源的，许多食物本身也是药物。所谓"大毒治病，十去其六；常毒治病，十去其七；小毒治病，十去其八；无毒治病，十去其九。"食物无毒，用以疗疾可达到最理想的疗效。但需要说明的是，虽然食物能够辅佐腰腿痛的治疗与调养，但对于腰腿痛患者来说，单纯使用食物治疗是远远不够的，要以其他非手术治疗方法为主，如按摩、牵引、药物等，以食疗为辅，两种方法结合起来，才能起到较为明显的疗效。另外，选择具有能缓解腰腿痛的食物时，一次没必要吃得过多，关键在于长期食用，如此才可能起到调理的作用。

羊　肉

羊肉是我国人民食用的主要肉类之一。羊肉较猪肉的肉质要细嫩，较猪肉和牛肉的脂肪、胆固醇含量都要少。中医认为羊肉性温热，具有补肾滋阴、暖中补虚、开胃健力的功效，在《本草纲目》中被称为补元阳益血气的温热补品。

现代医学研究发现，食羊肉可以促进血液循环，对缓解腰腿痛症状有很好的作用。不论是冬季还是夏季，腰腿痛恢复期患者适时地多吃羊肉有去湿气、避寒冷、暖腰膝的作用。尤其是冬季食用，可收到进补、防寒和治疗的多重效果。食用方法以煮食或煎汤为宜。羊肉膻味较大，煮制时放些山楂或加一些萝卜、绿豆，炒制时放葱、姜、孜然等佐料可以祛除膻味。吃涮肉时不可为了贪图肉嫩而不涮透。在夏秋季节，气候热燥，不宜吃羊肉。羊肉属大热之品，凡有发热、牙痛、口舌生疮、咳吐黄痰等上火症状者都不宜食用。

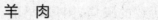 小贴士

吃涮肉时不可为了贪图肉嫩而不涮透。因为有些羊肉中藏有旋毛虫，人吃了这种未烫熟的羊肉能够发生旋毛虫病，患病后会引起高烧及心、肝、肾脏的损害。吃涮羊肉前先把新鲜羊肉切成薄薄的片，吃时将肉片放入沸腾的火锅中烫透烫熟，旋毛虫就会死亡，就可避免感染旋毛虫病。另外，从滚烫的汤中取出肉片不要匆忙入口，先放在碟牛稍凉后再吃，避免烫伤口、腔、咽喉和食道黏膜。涮羊肉虽好吃，还不宜吃得过多，以免"上火"或引起肉积食。

鸽 肉

鸽又名鹁鸽、飞奴、白凤，肉味鲜美，还有一定的辅助医疗作用。古话说："一鸽胜九鸡"，说明鸽子营养价值较高。中医认为，鸽肉易于消化，具有滋补益气、祛风解毒、清热活血、行瘀滋补的功能，对病后体弱、血虚闭经、头晕神疲、记忆衰退有很好的补益治疗作用，对老年人、手术患者、孕妇及儿童非常适合。现代医学研究认为乳鸽的骨内含有丰富的软骨素、较多的支链氨基酸和精氨酸，可促进体内蛋白质的合成，加快创伤愈合。由此可见腰腿痛患者常吃鸽肉有益于康复。

腰腿痛患者食用鸽肉的具体方法：取白鸽肉半只，巴戟天 10 克，淮山药 10 克，枸杞子 10 克，炖服，喝汤食肉；或上药配用乳鸽 1 只。若服后偏燥，也可用白木耳适量炖乳鸽，则补而不燥。或取白鸽蛋 2 个，枸杞子 10 克，龙眼肉 5 克，煲白鸽蛋服用，食用时可加入少许冰糖，不喜吃甜者，可放入少许细盐调味。

狗 肉

俗话说："寒冬至，狗肉肥"，"狗肉滚三滚，神仙站不稳"。狗肉味道醇厚，芳香四溢，有的地方称之为香肉，是冬令进补的佳品。狗肉的食法很多，有红烧、清炖、油爆、卤制等。烹饪时，应以膘肥体壮、健康无病的狗为佳。中医认为狗肉具有补中益气、温肾壮阳、益脾和胃之功用，具有暖腰膝、壮气力、补五劳七伤、补血脉、壮肾阳等功效，还可用于治疗腰膝冷痛等症。民间常将熟地、制附片煨姜 烧的狗肉用来温肾壮阳，祛寒止痛。实践证实此法对缓解腰腿痛恢复期症状有较为明显的作用。生活中狗肉还可煮食或煎汤，或用黑豆烧狗肉，食肉饮汤，对虚寒性腰腿痛亦有较为明显的疗效。但是狗肉性温热，过量食用可上火。

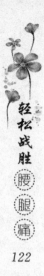
乌 鸡

　　乌鸡又称乌骨鸡，它们不仅喙、眼、脚是乌黑的，而且皮肤、肌肉、骨头和大部分内脏也都是乌黑或灰黑的。从营养价值上看，乌鸡的营养远远高于普通鸡，吃起来的口感也非常细嫩。至于药用和食疗作用，更是普通鸡所不能相比，被人们称作"名贵食疗珍禽"。乌鸡与一般鸡肉相比，有 10 种氨基酸，以及蛋白质、维生素 B_2、烟酸、维生素 E、磷、铁、钾的含量更高，而胆固醇和脂肪含量则很少，所以人们也称乌鸡是"黑了心的宝贝"。中医认为乌鸡是滋养肝肾、养血益精的良药，是补虚劳、养身体的上好佳品，适合一切体虚血亏、肝肾不足、腰腿酸困的人食用，对缓解慢性腰腿痛引起的腰腿痛等症状有一定的作用。

　　民间常用食疗方法为：乌鸡 1 只，牛蒡子 10 克。乌鸡去毛及内脏，洗净，置砂锅内加水以淹住鸡为度，然后将牛蒡子包裹，同入锅内炖煮，可用少量食盐,勿加其他调味品,以肉烂为宜,吃肉喝汤,早、晚各1次。

鹌 鹑

俗话说"要吃飞禽,还数鹌鹑"。鹌鹑肉嫩味香,香而不腻,一向被列为野禽上品。鹌 鹑肉不仅味鲜美,营养丰富,还含有多种无机盐、卵磷脂和多种人体必需氨基酸。鹌鹑肉是 很好的补品,有补益强壮作用。中医认为,男性经常食用鹌鹑肉可强腰脊,壮筋骨,对于腰椎间盘突出症引起的慢性腰痛有很好的缓解作用。

具体食用方法为:鹌鹑1只去毛及肠杂,羊肉250克,小麦50克,同煮汤,用少量食盐调 味食用。有补气补血、滋阴壮阳作用。适用于病后体虚、血虚头晕、身体瘦弱、面色萎黄、体困神疲、腰膝酸困等气血两亏之症的慢性腰腿痛患者食用。

小贴士

民间认为鹌肉忌与蘑菇同食,同食会诱发痔疮。血压过低者忌过多吃鹌鹑蛋。另外,要谨慎食用生食鹌鹑蛋,鹌鹑蛋生食虽能治过敏,但其中含有细菌,生食后会给人带来一定不利影响,特别是体弱者更应注意,使用前应权衡利弊慎食之。

泥 鳅

泥鳅又名鳅鱼,收载于《本草纲目》。李时珍说:"长3～4寸,沉于泥中,如鳝而小,头尖,身青黄色,无鳞,以涎自染,滑疾难握。"泥鳅体细长,呈圆筒形,黄褐色。泥鳅的吃法较多,如泥鳅粥、炸泥鳅等。中医认

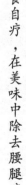

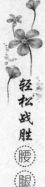

为泥鳅具有补中益气、养肾生精、助阳利尿的作用,对阳痿、水肿、痔疾、慢性腰椎间盘突出症、胆囊炎、疥癣有治疗作用。现代医学认为泥鳅含人体必需的多种营养成分,如蛋白质、脂肪、糖类、多种维生素和钙、磷、铁等微量元素。这些含量均高于一般的鱼类,并且肉质细嫩鲜美滑口,因此泥鳅有"水中人参"的美称,深受人们的喜爱。另外,慢性腰痛患者经常食用可起到缓解症状的作用。需要注意的是在加工食用泥鳅前要先把泥鳅放在水盆里,让泥鳅在清水中吐净了泥,然后排除脏物并且洗净方可食用。

海 参

俗话说"陆有人参,水有海参"。海参,乃海中之人参也,简称海参,属棘皮动物。海参细长而肉乎乎的身上长满了肉刺,颇像一根黄瓜,人们形象地称它为"海瓜"、"海黄瓜"。其貌不扬,但憨态可招,价值昂贵,是海产珍品。中医认为海参具有补肾益精、养血润燥的功用,可治肾虚引起的勃起功能障碍、遗精、小便频繁、精血亏损、腰酸腿困等症。因此,它和我国东北长白山的人参一样,属于延年益寿的珍品,宜于慢性腰腿痛患者经常食用。

做海参时如果放了醋,在营养上就会大打折扣。这是因为海参除了具有许多营养成分外还具有胶原蛋白,但是,酸性环境会让胶原蛋白的空间结构发生变化,蛋白质分子出现不同程度的凝集和紧缩。因此,加了醋的海参不但吃起来口感、味道均有所下降,而且由于胶原蛋白受到了破坏,营养价值自然也就大打折扣。所以说:"烹制海参不宜加醋"。

鳝 鱼

黄鳝又叫鳝鱼,是人们经常食用的鱼类,其营养丰富,肉味鲜美,是淡水鱼中的佳品。鳝鱼和人参一样,具有很高的药用价值,民间有"夏吃一条鳝，冬吃一枝参"的说法。中医认为鳝鱼能补虚损，除风湿，通经脉，强筋骨，温肾壮阳，主治风寒湿痹等症，对于腰腿痛患者食之有益，所以主张慢性腰腿痛患者经常食用之。其食用方法为煮食或煎汤。食用鳝鱼时，一定要煮熟烧透再吃。另外需要注意的是外感发热、虚热、腹部胀满者不宜食用。鳝鱼不宜过量食用，肠胃欠佳的人更应慎食。由于鳝鱼死后会产生毒素，因此死鳝鱼切不可食用。

🌿 小贴士

爆炒的鳝鱼丝或鳝鱼片，虽味美可口，却对人体健康不利。根据科学测定，在一些黄鳝体内，有一种叫颌口线虫的囊蚴寄生虫，如果爆炒鳝鱼丝或鳝鱼片，未烧熟煮透，这种寄生虫就不会被杀死，食入人体约半个月，就会发生颌口线虫感染，不仅会使人的体温突然升高，出现厌食，而且会在人的颈颌部、腋下及腹部皮下出现疙瘩，严重的还会引发其他疾病。

牡　蛎

牡蛎又名蚝、海蛎子。古时有人认为牡蛎是由海气化成的，纯雄无雌，故称为"牡"。牡蛎的贝壳自古被列为药用，其肉味鲜美，生食熟食均可。欧洲人称牡蛎是"海洋的玛娜"（即上帝赐予的珍贵之物）、"海洋的牛奶"，古罗马人把它誉为"海上美味圣鱼"，日本人则称其为"根之源"、"海洋之超米"。牡蛎由于长在海底其味道是咸的，所以中医说其入肾潜阳,将其作为补益肝肾的食物。现代医学发现牡蛎是含锌最多的天然食物之一(每100克牡蛎肉含量高达100毫克),也就是说每天只吃2~3个牡蛎就提供你一天所需的锌。慢性腰腿痛患者经常食用,有利于缓解腰酸腿困。

❤ 小贴士

生吃、半生吃牡蛎等水产品可引起伤寒、副伤寒。事实上,生食水产品不仅会发生伤寒,生食贝壳类等水产品还会引发多种疾病。因为自然界的各种生物之间以食物的形式进行物质的转移,这被称为生物链,又称食物链、营养链。某些污染物(如汞、铅、病毒、病菌)进入生物体内,逐渐蓄积并通过生物链逐级转移,使生物体内污染物浓度逐级提高,这被称为生物富集作用,又称生物浓集、生物学放大化。通过生物富集作用可使生物体内污染物的浓度比环境中的浓度提高几倍、几百倍,甚至几十万倍。而贝壳类食物就是某些污染物的终端,如果生吃可直接危害人体健康。

对 虾

对虾被人们誉为八大海珍品之一,是我国特产,因常成对出现而得名。对虾是一种味道鲜美且营养高的高档水产品,体长大而侧扁,雄性体长13~17厘米,雌性体长18~24厘米,甲壳薄,光滑透明,雄性个体呈棕黄色,雌性个体呈青蓝色,全身由 20 节组成,额角上下缘均有锯齿。对虾有极高的营养价值,分为淡水虾与海水虾。淡水虾(如青虾)性味甘温,功能补肾壮阳;海虾性味甘咸温,亦有温肾壮阳的作用,对肾虚腰酸、倦怠失眠、产妇缺乳等有辅助疗效。凡久病体虚、气短乏力、腰酸腿困、不思饮食者,都可将其作为滋补食物;对阳痿、性功能减退有良效。所以临床上主张有慢性腰腿痛患者的人宜常食对虾。

小贴士

虾含丰富的蛋白质和钙等营养物质,如果与某些水果如柿子、葡萄、石榴、山楂、青果等同食,就会降低蛋白质的营养价值,而且水果的某些化学成分容易与海鲜中的钙质结合,从而形成一种新的不容易消化的物质。这种物质会刺激胃肠道,引起腹痛、恶心、呕吐等症状。因此,海鲜与这些水果同食,至少应间隔 2 小时。

松 子

松子是重要的补肾、壮阳食物。松子仁中含有较多不饱和脂肪酸、优质蛋白质、多种维生素和矿物质。中医认为经常食用松子有强身健体、提高机体免疫功能、延缓衰老和补肾等作用,是慢性恢复期腰腿痛患者最佳的滋补保健食物。对食欲不振、疲劳感强、遗精、盗汗、多梦、体虚、缺乏勃起力度者有较好疗效。松子含有的油脂可滋养肌肤,使皮肤细腻柔润。慢性腰腿痛患者经常食用,有利于疾病的恢复。但中医

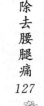

认为食用松子不能过量，每次食用不宜超过 50 克。此外，因松子含丰富的油脂，胆囊功能不良者应慎食。每次购买松子时量不要多，因为松子存放时间长了会产生异味，不宜食用。

核 桃

核桃为胡核科植物胡桃的果实，又名胡桃、差桃、万岁子等。相传张骞出使西域带回，可能与胡茄、胡椒、胡琴等都属于西北民族特产，现产于太行山区、新疆、山东等半山区或 丘陵地带，能耐干旱。核桃民间号称"长寿食物"。中医认为核桃属补肾的食物，有健肾、补血、益胃、润肺等功能，可用于肾虚腰膝冷痛等症。《医学衷中参西录》称其为"强筋健 骨之要药"，所以主张慢性腰腿痛患者宜常吃核桃。具体食疗方法为：猪腰 1 对，核桃肉 30 克，同煮食之，对慢性腰腿痛所致的腰酸腿软有较好的食疗效果。

小贴士

核桃是个宝，应该适量、长期坚持服用。核桃仁所含的脂肪，虽然是有利于清除胆固醇 的不饱和脂肪酸，但脂肪本身具有很高的热量，如果过多食用又不能被充分利用而被储存起 来，结果适得其反。一般来说，每天食用核桃仁应在 30 克左右，大约相当于 4 个核桃。同时 应该适当减少其他脂肪的摄入，以避免热量摄入过高。核桃含油脂多，吃多了会上火和恶心，故上火、腹泻的人不宜吃。

大　枣

俗话说："五谷加红枣，胜似灵芝草""一日食三枣，百岁不显老"。在中医许多抗衰老方剂中也常用到大枣，可见大枣的作用，对治病保健作用不可低估，尤其是患有其他慢性疾病的腰腿痛患者，更不可忽视大枣的保健作用。大枣营养丰富，含有较多的维生素，尤其是鲜枣中含有较多的维生素 P，有"天然维生素"之称，还含有蛋白质、脂肪、糖类、矿物质等营养素。每 100 克鲜枣中所含蛋白质量几乎是鲜果类之冠。中医认为大枣有增强肌力体质的作用，补血堪称第一，具有补肾的作用，尤其是适宜于气虚肾亏腰酸腿困的女性食用，所以腰腿痛患者宜常吃大枣。

需要提醒的是大枣味甘而能助湿，食用不当或一次食用过多，可致脘腹痞闷、食欲不振。有故湿盛苔腻、脘腹胀满的人须忌用。女性月经期间，会出现眼肿或脚肿的现象，其实这是中医所说的湿重的表现，这些人就不适合服食红枣，因为红枣味甜，多吃容易生痰生湿，水湿积于体内，水肿的情况就更严重。如果非经期有腹胀的女性，也不适合喝红枣水，以免生湿积滞，越喝肚子胀的情况越无法改善。体质燥热者，也不适合在月经期间喝红枣水，这可能会造成经血过多。

韭　菜

古代不少著名诗人的诗中都提到过韭菜，如唐代诗人杜甫的"夜雨剪春韭，新炊间黄粱"，宋代诗人苏轼的"渐觉东风料峭寒，青蒿黄韭试春盘"。可见韭菜自古以来就受到我国人民的喜爱和重视。但鲜为人知的是韭菜还是一味传统的中药，自古以来广为应用。

中医理论认为韭菜有温中行气、散血解毒、保暖、健胃整肠的功效，用于反胃呕吐、消渴、鼻血、吐血、尿血、痔疮以及创伤瘀肿等症，都有相当的缓解作用。其叶和根有散瘀、活血、止血、止泻补中、助肝通络等功效，适用于跌打损伤、噎膈反胃、肠炎、吐血、鼻血、胸痛等症。除了可温补肝肾、助阳固精的作用也很突出，可与现今的"伟哥"相比。《本草拾遗》中写道："韭菜温中下气,补虚,调和脏腑,令人能食,益阳。"《本草纲目》又说,韭菜补肝及命门,治小便频数、遗尿等。韭菜壮阳食用方法韭菜籽 8g、月季花果 9 个,共煎服,每日 1 剂,日服 3 次。可治疗肾虚遗精、滑精、老年多尿、夜尿频数、小儿遗尿。

现代研究认为韭菜除含有较多的纤维素,能增加胃肠蠕动,对习惯性便秘有益和对预防肠癌有重要意义外,它还含有挥发油及含硫化合物,具有促进食欲、杀菌和降低血脂的作用。对高血脂、冠心病病人有益。韭菜除了含较多的纤维素,能增强肠胃蠕动,对预防肠癌有极好的效果外。也含有挥发性精油及含硫化合物,更具有降低血脂的作用,所以食用韭菜对高血脂及冠心病患者颇有好处。韭菜不仅是常用蔬菜,而且具有药用价值。

小贴士

中医认为韭菜"春食则香,夏食则臭",认为生食韭菜(包括凉拌)辛而散血,熟则甘而补中。有多食生韭菜令人口气发臭和目眩之说。现在营养学家也认为生韭菜最好不要食用,若加工熟用则有补中健体的滋补作用。患有痈疽疮肿及皮肤癣、皮炎、湿毒者忌食;阴虚火亢者也应慎食生韭菜,主要是因为本品因性辛辣温热,虽有壮阳益肾祛寒之功,亦能刺发皮肤疮毒。多食会上火且不易消化,因此阴虚火旺、有眼疾和胃肠虚弱的人不宜多食。另外隔夜的熟韭菜不宜再吃。

黑　豆

黑豆,因它色黑形小,民间多称黑小豆和马科豆,与黄豆同属大豆类。在长期的农耕社会中,人们发现,牲畜食用黑豆后,体壮、有力、抗病能力强,所以,以前黑豆主要被用做牲畜饲料,其实这是由黑豆的内在营养和保健功效所决定的。那时人们崇尚白色食品,只有贫者才无奈食用黑豆。但医者和养生者却发现并总结出黑豆有许多医疗保健作用。

中医认为黑豆味甘、性平,为清凉性滋补强壮药,日常生活中以黑豆为食物者亦有多种做法,常用的有黑豆加工的大豆卷、豆豉、黑豆衣等。它具有解毒利尿、补肾养血等功效,既能补身,又能祛疾,药食咸宜。黑豆的调补服法有两种:一种是煮料豆法,即与药同煮;一种是单服法。治疗腰椎间盘突出症引起的筋骨痹痛,常用民间验方为:黑豆30克,桑枝、枸杞子、当归各 15 克,独活 9 克,水煎服,一日 2 次。

鸡　蛋

一个受过精的鸡蛋,在温度、湿度合适的条件下,不需要从外界补充任何养料,就能孵出一只小鸡,这足以说明鸡蛋的营养是非常全面而丰富的。而更重要的是,鸡蛋不仅是人们喜欢的一种高营养食物而且还是一种药物,古代名医张仲景创立"苦酒汤",以蛋清、半夏、苦酒组成,治疗语言不利。以蛋清和黄连水滴眼,能辅助治疗结膜炎,在眼药水大量上市的现在,这种方法已多不使用,但鸡蛋的药用价值却不会被人忘记。中医认为鸡蛋还是一种补肾佳品,是恢复元气最好的"还原剂"。我国民间也流传着新婚晚餐煎鸡蛋的习俗。阿拉伯人在婚礼前几天,以葱炒鸡蛋为主,以保证新婚之夜性爱的美满。而印度医生则建议,夫妻在过性生活之前,应多喝由鸡蛋、牛奶和蜂蜜煮成的大米粥。所以中医认为腰酸腿困者宜常吃鸡蛋。

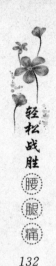
小贴士

医学家做过这种实验,给60～80岁的老人(其中包括患动脉硬化、冠心病、高血压病的老人)每天吃1个鸡蛋,3个月后检查血清胆固醇和血脂均未增高。还有科学家从鸡蛋中提取胆固醇粉用于治疗动脉硬化患者,取得了很好的疗效,这说明鸡蛋中的胆固醇不但无害,反而有治疗作用。

牛 奶

因为牛奶含有人体所必需的多种营养成分,这些营养成分的质量和构成比例几乎都适合人体需要,尤其适合中老年人,是中老年健康长寿必喝的饮品。它吸收率高,利用率高,既经济又安全。而腰腿痛患者宜于喝奶的原因是因为每100克牛奶中含钙120毫克,是人奶的3倍,每天如饮用2袋牛奶,可提供约300毫克的钙,且牛奶中钙呈溶解状态易于吸收;牛奶中的磷是人奶的6倍,钙磷比是1.4:1,所以牛奶中钙吸收率高。牛奶中还含有钾、钠、镁、铁、锌、铜、硒等矿物质元素。牛奶中的矿物质是以碱性元素为主,所以牛奶是碱性食品,有调节人体酸碱平衡的作用。而人体内环境的稳定是防病抗病的基础,也是抗疲劳、延缓衰老的基础。牛奶中还含有几乎所有已知的维生素,如维生素 A、维生素 D、维生素 B_1、维生素 B_2、维生素 B_6、维生素 B_{12}、维生素 E 和胡萝卜素,尤以维生素 A、维生素 D、维生素 B_2 含量高。这些维生素有助于人体对钙的吸收和利用。而生活中预防缺钙可有效延缓腰椎间盘的退变。

第四章

科学运动，腰痛腿痛自愈并不难

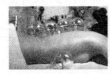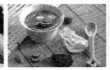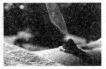

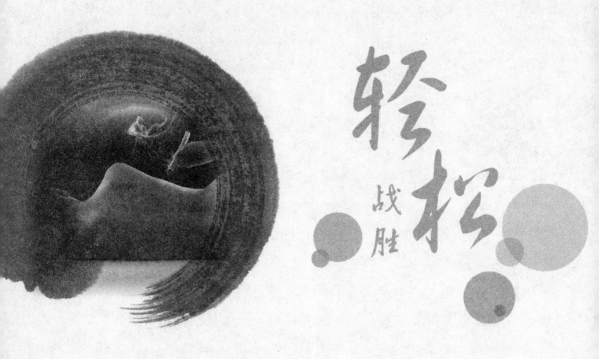

轻松
战胜

🍃 肾虚腰痛者需要练习提肾功

提肾导引功是按摩与呼吸吐纳等方法相结合的一种保健强壮方法,对于防治肾虚腰痛有好的治疗效果,其具体方法为:

先取坐位:两手指对搓至热,按揉中脘、神阙、气海、关元穴,再双掌搓热相叠,由中脘从上往下推擦至关元,再分揉两侧肾俞。然后两手虎口朝下,以全掌自京门往会阴穴推擦,均以透热为度。再根据体质情况,取站式或卧式均可,双目微闭,舌抵上腭,清神定虑,以腹式呼吸吐纳数遍,意守会阴部(男意守睾丸至肛门处,女意守阴道与肛门处)片刻,即可与吸气时收腹,放松肛门及会阴部。一收一松,一提一放为1遍,可做6～12遍。收功时可逐渐放松意念,缓缓睁目、叩齿、咽津、同时双手搓热摩熨面部、脐腹、腰胁、微动四肢,即可随意活动。一般每天练习 1～2 次,饮后半小时内禁止练功。

本法具有补益肾气,温阳固精,涩精止遗,强腰健肾之功效。适用于肾阳虚衰,所致的慢性腰痛、阳痿,阴冷、遗精、滑精、月经失调、早泄等症。

腰腿痛患者的运动原则

运动疗法能促使腰腿痛康复,防止复发的一种简单的运动方法,简便易行。那么,运动为什么具有这些作用呢? 这是因为运动能增强体质,尤其是加强腰背肌的功能,适当的运动能改善肌肉血液循环,促进新陈代谢,增加肌肉的反应能力和强度,松解软组织的粘连,纠正脊柱内在平衡与外在平衡的失调,提高腰椎的稳定性、灵活性和耐久性,从而达到良好的治疗及防复发作用。但若运动不当,轻则对身体无益,重则使病情加重,因此,如何科学地开展运动是每个腰腿痛患者十分关心的问题。

(1)运动应适度 运动疗法是指通过锻炼来达到治病祛病的目的。为此,适度运动尤为重要。腰椎间盘突出症患者要注意掌握运动量的大小,尤其是体质较差的人更要注意。运动量太小达不到锻炼的目的,起不到健身作用;运动量过大则可能超过机体的耐受程度,反而会使身体因过度疲劳而受伤。腰腿痛患者若运动后食欲减退,头昏头痛,自觉劳累汗多,精神倦怠,腰腿疼痛症状加重,说明运动量过大,超过了机体耐受的限度。那么,运动量怎样掌握才算合适呢? 一般来说,以每次锻炼后感觉不到疲劳困乏且身体轻松为适宜。

(2)贵在坚持 运动治病并非一朝一夕之事,贵在坚持。"流水不腐,户枢不蠹"这句话一方面说明了"动则不衰"的道理,另一方面也强调了持久而不间断运动的重要性。水常流才能不腐,户枢常转才能不

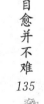

被虫蛀，只有持之以恒，坚持不懈地进行适宜的运动，才能收到祛病健身的效果。另外，运动疗法不仅是形体的锻炼，也是意志和毅力的锻炼。人贵有志，学贵有恒，做任何事情，要想取得成效，没有恒心是不行的。古人云："冰冻三尺，非一日之寒"，说的就是这个道理。这就说明，运动治病非一朝一夕之事，要经常而不间断，三天打鱼两天晒网是不会起到预防和治疗的目的。尤其当腰椎间盘脱出症进入恢复期时，更应将运动疗法坚持下去。

> **小贴士**
>
> 　　腰腿痛患者开始运动量应小，以后逐渐增加活动量和运动次数。运动量过大有可能增加椎间盘的异常受力，造成新的损伤。另外，患者进行腰部肌肉的力量练习时，动作宜慢，用力宜缓。腰腿痛者应选择动作强度中等，持续时间相对较长，但动作又不剧烈的运动，要以增强腰肌力量为主。

　　(3)有张有弛　运动疗法，并非是要持久不停地运动，而是要有劳有逸，有张有弛，才能达到治病的目的。因此，紧张有力的运动，要与放松、调息等休闲运动相交替；长时间运动，应注意有适当地休息，否则不仅影响运动效益，甚至于治病健身不利。另外为康复而进行的锻炼，应当是轻松愉快的，容易做到的，充满乐趣和丰富多彩的，这样人们才愿意坚持实行。腰椎间盘突出症患者的运动应当在顺乎自然的方式下进行，在健身祛病方面，疲劳和痛苦都是不可取的。

（4）动静结合　腰腿痛患者运动不能因为强调动而忘了静,要动静兼修,动静适宜。运动时一切顺乎自然,进行自然调息,调心,神态从容,摒弃杂念,神形兼顾,内外俱练,动于外而静于内,动主形而静主养神。这样在锻炼过程中内练精神,外练形体,使内外和谐,体现出"由动入静"、"静中有动"、"以静制动"、"动静结合"的整体思想。

（5）运动应有规律性　医学专家经过长期的研究证明,坚持规律性的有氧活动(如慢跑、走路、游泳、登楼梯等)是预防与康复腰腿痛的有效方法。就腰腿痛患者恢复期而言,每周保持 3 次运动,才可以称得上是规律性的运动,而对于工作紧张或是经常出差的腰椎间盘突出症患者,每周至少应有 1～2 次的规律性运动。为了能够长期地保持规律性的运动,应该计划一下每周的运动时间和内容,注意不要将每次运动的时间间隔安排得太长。只要规律性的运动能够成为您的一种生活方式,很快地,您将在生理和心理两大方面获得很大益处。

❀ 宜于腰痛患者的最佳运动项目

以锻炼全身体力和耐力为目标的全身性的、有一定强度的动态运动,即有氧运动,如慢跑、中快速步行(115～125 步/分钟)、骑自行车、上下楼梯、爬坡、打羽毛球、踢毽子、拍皮球、跳舞、广播体操、跳绳和游泳等是腰痛患者运动治疗的首选项目。这些运动项目可使人体交感神经兴奋,血浆胰岛素减少,而儿茶酚胺、胰高血糖素和生长激素分泌增加,抑制甘油三酯的合成,并促进脂肪分解。一些以无氧代谢为特征的静力运动项目以及局部锻炼,如举重、单杠、双杠、柔道等,虽然也增加机体能量的消耗但却使糖酵解增加,肌糖原的消耗和乳酸生成增多,使血糖降低,导致食欲亢进,使游离脂肪酸的消耗受阻。因此,这些运动项目治疗腰痛的效果远不如全身有氧运动好。另外,腰痛患者应根据

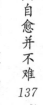

自己的爱好、原有的运动基础、肥胖程度、体质、居住环境以及年龄等因素，选择不同类型的有氧运动项目。运动的种类要尽可能不需要特殊技术和器械，不论在什么地方、什么时间都能实施；运动强度不宜过强，以调节、有利身体健康为宜。专家认为，腰痛患者最好的运动是步行，因为步行自始至终是有氧运动，且最符合人体生理解剖特点。

慢　跑

慢跑是防治腰痛、高脂血症的有效方法之一。慢跑的运动适用于腰痛、高脂血症患者。腰痛、高脂血症患者慢跑时的最高心率每分钟可达120～136次，长期坚持锻炼，可使血脂平稳下降，脉搏平稳，消化功能增强，症状减轻。跑步时间可由少逐渐增多，以15～30分钟为宜。速度要慢，不要快跑。在进行健身跑前要作心电图运动试验以检查心功能和血脂对运动的反应性。高脂血症患者的健身跑不要求一定的速度，而以跑步后不产生头昏、头痛、心慌、气短和疲劳感等症状为宜。跑步时要求精神放松，步伐是十分重要的。腰痛、高脂血症患者选择一天中从事运动锻炼的时间要避免清晨和晚间。

跑步时还要注意掌握跑步时最大运动量。最好是根据跑步时的最高脉搏数（最高心率）来掌握最大运动量。最大运动量因人而异，常用两种计算方法。

（1）体力较好者：一般健康者，或虽有慢性病但体力尚好者，用于保持良好的心功能，预防心脏病。跑步时最高心率（次/分）＝（按年龄预计的最高心率－静息时心率）×60％＋静息时心率。

表4-1　最高心率表

年龄（岁）	30～39	40～49	50～59	60～69
最高心率（次/分）	182	178	167	164

例如:一个健康和体力中等,年龄48岁的人,其静息时心率每分钟75次,按上述公式计算,则跑时最高心率应为:$(178-75)\times60\%+75=137$。

(2)体力一般者:慢性病患者,心肺功能稍差,长跑只是为了一般健身,跑时最高心率(次/分)=170-年龄。据此,48岁的患者跑时最高心率应为170-48=122。

小贴士

必须强调,所谓跑步时最高心率,只供参考,不必机械地追求。运动量的大小,要根据各人病情、锻炼基础等具体情况而定,同时要结合自我感觉灵活掌握,不要拘守。一般人在长跑后自觉身体舒适,精力充沛,食欲增加,睡眠良好,即表示运动量合适。

步 行

世界卫生组织(WHO)提出:最好的运动是步行。这是因为人是直立行走的,人类的生理与解剖结构最适合步行。科学最新研究表明,适当有效的步行可以明显降低血脂,预防动脉粥样硬化,防止冠心病。步行对于高血脂来说,不仅是强身健体,更可以治疗疾病。步行是健身抗衰老的法宝,步行是唯一能坚持一生的有效锻炼方法,是一种最安全、最柔和的锻炼方式。步行锻炼有利于精神放松,减少焦虑和压抑的情绪,提高身体免疫力。步行锻炼能使人心血管系统保持最大的功能,步行者比久坐少动者肺活量大。有益于预防或减轻肥胖。步行促进新陈代谢,增加食欲,有利睡眠。步行锻炼还有利于防治关节炎。《五言真经》有云:"竹从叶上枯,人从脚上老,天天千步走,药铺不用找。"说明人之健康长寿始于脚。但步行要达到防治疾病的目的,还要掌握科学要领,以"坚持、有序、适度。"为原则。

坚持:步行运动贵在坚持,步行最为简单而且方便,不需要特殊的场地,一年四季都可以进行。将其融入生活与大自然,轻松、快乐地进行锻炼,比如提前二站下车,走路回家,多走楼梯,多参加郊游等等。

有序:循序渐进,开始时不要走得过快,逐渐增加时间,加快速度。例如最近几个月活动很少,或有心脏病以及年龄超过 40 岁,开始的时候可以只比平时稍快,走 10 分钟,也可根据情况,一次走 3 分钟,多走几次。一周后,身体逐渐适应,可以先延长运动的时间,直至每天锻炼半小时,并逐渐增加步行速度。

适度:"三个三、一个五、一个七"。"三个三":每天应至少步行三公里、三十分钟、根据个人的情况,一天的运动量可以分成三次进行,每次十分钟,一公里效果是一样的。"一个五":每周至少运动五天以上。"一个七":步行不需要满负荷,只要达到七成就可以防病健体。走路是最适合老年人的运动形式。快走(或走路)15~20 分钟,休息两分钟,再快走(或走路)15~20 分钟,运动强度以还能交谈为原则。可依体能状况,慢慢把时间延长,但最多以 1 小时内为原则。运动前后别忘了做肌肉、关节的柔软操。

步行消除腰痛是对本身承受力的负荷能力的测试,在步行时只要自我感觉良好就可以了。呼吸要有节奏,同步行的节奏要一致。若是出现气短或胸闷,应立即休息或放慢步行的速度。脉搏每分钟增加 15~20 次是正常的。一般步行后 15~20 分钟,脉搏应恢复原态。要是血压的高压降低、低压升高,尤其是伴有脉搏加快的情况,表明体力负荷大,应减少运动量。

跳　绳

中国人有一名俗话，叫做跳一跳十年少。在各种健身运动中，国外一些健身运动专家近年来格外推崇跳绳运动。他们认为，低温季节尤其适宜这种运动。跳绳花样繁多，可简可繁，随时可做，一学就会，特别适宜在气温较低的季节作为健身运动，而且对女性尤为适宜。从运动量来说，持续跳绳 10 分钟，与慢跑 30 分钟或跳健身舞 20 分钟相差无几，可谓耗时少，耗能大的需氧运动。跳绳的保健作用如下：

跳绳对多种脏器具有保健功能的运动。健身专家强调说，跳绳能增强人体心血管、呼吸和神经系统的功能。跳绳可以预防诸如糖尿病、腰痛、关节炎、肥胖症、骨质疏松、高血压病、肌肉萎缩、高血脂、失眠症、抑郁症、更年期综合征等多种疾病，对哺乳期和绝经期妇女来说，跳绳还兼有放松情绪的积极作用，因而也有利于女性的心理健康。

跳绳运动最健脑。这是因为运动能促进脑中多种神经递质的活力，使大脑思维更为活跃、敏捷，同时，运动可提高心脏功能、加快血液循环，使大脑获得更多的氧气与养分。凡是增氧运动皆有健脑作用，其中尤以跳绳运动为佳。中医理论认为，脚是人体之根，有 6 条经脉及穴位在这里交错汇集，跳绳可促进循环，使人顿感精神舒适，行走有力，可起到通经活络健脑和温煦脏腑的作用，提高思维和想象的能力。

绳子选择与跳。绳子一般应比身高长 60～70 厘米，最好是实心材料，太轻的反而不好。跳的时候，用双手拇指和食指轻握，其他指头只是顺势轻松地放在摇柄上，不要发力。另外，要挺胸抬头，目视前方 5～6 米处，感觉膝关节和踝关节的运动。

跳绳的运动安排。鉴于跳绳对女性的独特保健作用，医学专家建议，女性跳绳健身要有一种"跳绳渐进计划"。初学时，仅在原地跳 1 分钟；3 天后即可连续跳 3 分钟；3 个月后可连续跳上 10 分钟；半年后每天可实现"系列跳"（如每次连跳 3 分钟，共 5 次），直到一次连续跳 30

分钟。一次跳 30 分钟，就相当于慢跑 90 分钟的运动量，已是标准的需氧健身运动。

　　需要注意的是跳绳者应穿质地软、重量轻的高帮鞋，避免脚踝受伤。绳子要软硬、粗细适中。初学者通常宜用硬绳，熟练后可为软绳。要选择软硬适中的草坪、木质地板和泥土地的场地，切莫在硬性水泥地上跳绳，以免损伤关节，并易引起头昏。跳绳时须放松肌肉和关节，脚尖和脚跟须用力协调，防止扭伤。胖人和中年妇女宜采用双脚同时起落。同时，上跃也不要太高，以免关节因过于负重而受伤。跳绳前先让足部、腿部、腕部、踝部作些准备活动，跳绳后则可作些放松活动。

太极拳

　　太极拳通过长期实践，证明具有显著的医疗保健价值。许多人坚持太极拳锻炼，使其慢性病得到痊愈。有的终身习练，活到高龄，甚至年逾百岁。近代科学证明，免疫功能退化是人体衰老的主要原因。随着年龄的增长，机体的免疫功能也同其他器官一样，逐渐下降和衰退，尤其是在免疫细胞中相对起主导作用的 T 淋巴细胞的数量和活性下降较为明显。太极拳对机体免疫功能的提高主要表现在周围循环血液中免疫细胞量的增加及其活性增强。国外学者指出，练 15 分钟太极拳后，发现免疫细胞有明显提高。证明太极拳可提高机体的免疫功能，起到药物不易达到的效果。

　　太极拳运动柔和、缓慢、连贯，和一般体育项目相比，它的强度和运动量相对要小些；正因为太极拳有其特点，对提高人体的免疫机能更有独到之处。我们知道，分泌型免疫球蛋白，在黏膜分泌液中含量最多，对入侵的微生物发挥其免疫排除作用，是局部抗感染的重要因素，其含量的增减，直接影响全身黏膜系统的免疫功能。而太极拳运动后唾液中的分泌型免疫球蛋白含量增加，将有助于全身黏膜系统免疫功能的加强。咽下的唾液，将对消化系统黏膜免疫功能的加强大有裨益，练太极拳时舌尖轻抵上腭，牙齿勿紧咬，有唾液时要及时吞下，不可吐掉，视为"金津玉液"。气功家把舌抵上腭，形象地比作"鹊桥高架"，认为这样有利于督、任二脉沟通，起到引"天河水"下降滋润周身的作用。另有研究表明，太极拳运动对人体内分泌系统有良好的作用。

退着走

退着走就是连续地向后退着走路，在晨起锻炼的人群中，我们经常会看到有些人在退着走。慢性腰痛很多是由于腰部肌肉力量、韧带强度不够，腰椎稳定性差引起的。"退着走"的锻炼可增强腰背肌群力量，加强腰椎的稳定性及灵活性。在退着走的时候，腰部肌肉有节律地收缩和放松，使腰部血液循环得以较好地改善，提高腰部组织的新陈代谢，起到一定的治疗作用。"退着走"动作简单易学，可根据个人情况，掌握活动量，下面介绍两种具体方法，供大家参考：

（1）叉腰式　预备姿势：直立，挺胸抬头，双手叉腰，拇指在后，其余4指在前。拇指点按腰部双侧"肾俞"穴（该穴在第2腰椎棘突下，旁开1.5寸处）。

动作：退着走时先从左腿开始，左腿尽量后抬，向后退出，身体重心后移。先左前脚掌落地，随后全脚着地，重心移至左腿后再换右腿，左右腿交替退着走。每退1步，用双手拇指按揉"肾俞"穴1次。

（2）摆臂式　预备姿势：直立，挺胸抬头，双目平视，双臂自然下垂。动作：双腿动作同叉腰式，退着走时双臂配合双腿的动作进行前后摆动。

退着走锻炼可每天早晚各进行1次，每次20分钟，一般以每次锻炼后，稍事休息，疲劳感即逐渐消失为宜。场地要选择平坦、无障碍的地方，锻炼时要尽可能挺胸。

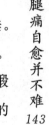

悬　垂

　　腰腿痛患者可利用门框或单杠等物进行悬垂锻炼。每日早晚各 1 次。悬垂锻炼不仅使腰等部位得到放松，而且还增强了局部血液循环和新陈代谢。悬垂时应注意放松腰部及下肢，使重量自然下垂，以达到牵引腰椎的目的；悬垂的上下动作一定要轻，避免因跳上跳下的动作过重而损伤腰椎，加重病情。悬垂法锻炼要循序渐进，运动量逐渐增加，并持之以恒（图 4－1）。

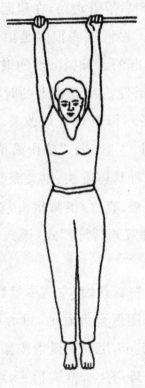

图 4－1　悬垂锻炼示意图

爬　行

　　爬行运动是指腰腿痛恢复期患者四肢着地进行爬行锻炼。爬行锻炼能调整血液循环和血液分配，减轻心脏和脊柱的垂直负荷，对于防治心脑血管疾病及腰腿痛的康复有帮助。因为运动医学专家观察到,四肢爬行的动物比直立行走的动物血液更流畅,而且很少患腰椎疾病。具体运动方法为:双手、双膝着地或着床,头部自然上抬,腰部自然下垂,爬行长度为 20 米左右。

✤ 运动时急性腰部扭伤后的处理

急性腰扭伤后可立即出现剧烈疼痛,甚至有腰部断裂感。此时。腰部不敢活动,行走困难,严重者甚至卧床时不能翻身。腰部的疼痛为持续性的,咳嗽、打喷嚏、腹部用力等都可使疼痛加剧。这是由于腰部或骶部位的肌肉、韧带、筋膜等软组织突然受到牵拉而超过其弹性限度所致的急性损伤。急性腰扭伤可按如下方法处理:

(1)停止工作、劳动,绝对卧床休息。应仰卧于硬板床上,床上垫一厚被、腰下垫一软枕,可减轻疼痛和缓解肌肉痉挛。

(2)扭伤当天不要热敷和推拿,以免局部血管扩张,发生渗血和加重水肿。24 小时后,局部可用热敷、推拿按摩、拔火罐等治疗,或食盐炒热布包敷患处,或用指尖、掌缘或半握拳的手均匀地敲击腰背部受伤的肌肉;还可用红花油、米酒等涂抹、按揉患处,以促进局部的血液循环,调和气血。骶部位的肌肉、韧带、筋膜等软组织突然受到牵拉而超过其弹性限度所致的急性损伤。

第五章
理疗拔罐子，腰腿痛能除一半子

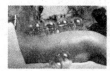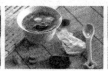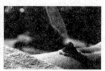

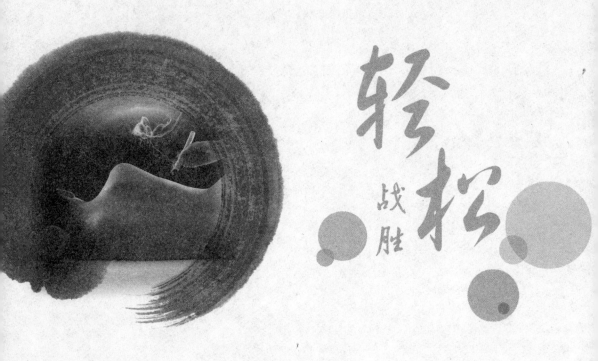

🌸 腰部疼痛的穴位敷贴疗法

穴位药物疗法,至今约有3000多年的历史,与汤剂有异曲同工之妙,是中医治病的一种外治方法。在我国广大劳动人民群众中久已流传。随着中西医结合研究的不断深入,穴位药物疗法有了新的发展。不仅仅是采用中药粉末在穴位上贴敷,而且还有了更新的发展。药物通过穴位经络传入刺激信息,激发和调整机体内在的生理功能,使之重建正常的动态平衡,以达到治愈疾病的目的。

(1)散剂 是将多种药物经过粉碎后,混合均匀而成。剂量可随意加减,稳定性高,储存方便,疗效迅速。一般取药末用水调和成团,贴于治疗穴位,定期更换。如治疗腰痛的"腰痛散",贴敷在"肾俞"上,胶布固定。

（2）糊剂　是将粉剂用黏合剂如酒、醋、鸡蛋清等，调匀后涂于穴位，外盖纱布，胶布固定。这种糊剂可缓缓释放药效。如治疗虚寒性腹痛的"腹痛散"，女性月经不调用"调经糊"是将药末用酒调后，贴敷穴位。因醋能软坚散结、祛瘀止痛；酒能活血散瘀，祛风除湿，宣经通络。二者外用，可使人体血管扩张、皮肤充血，从而改善血液循环，有利于药物的渗透和吸收。

（3）膏剂　是将药物粉碎过筛后，取药末适量，加入葱、姜或蜂蜜调和，贴在穴位上。如"咳嗽膏"用蜂蜜制。因为蜂蜜本身营养丰富，有镇咳、缓下、解毒而和百药的功效。不仅润滑黏合，并有还原性，可防止某些药物的氧化变质。"哮喘膏"用生姜制成，"头痛膏"用葱白捣烂、摊贴穴位。姜、葱可以温中散寒通阳，易于激发穴位功能，发挥疗效。

（4）饼剂　将治疗疾病的药物粉碎过筛后，加入适量的面粉和拌，做成小饼状。如治疗虚寒性愎泄。

❧ 腰腿疼痛的麸皮热敷法

热敷可扩张血管，加快血流，使肌肉、肌腱、韧带松弛。可解除因肌肉痉挛、强直而引起的疼痛（如胃肠痉挛、腰肌劳损等）。增加血液循环，加速渗出物的吸收，促进炎症的消散，有消炎退肿的作用，还可解除因肠胀气引起的疼痛以及尿潴留等。

用麸皮 1.5 千克，在铁锅内炒焖后，再加食醋 0.25 千克速搅拌均匀后，装入自制布袋内，然后放置在腰痛部位用被子盖好保暖热敷。此法能促进腰部血液循环，还能祛风湿、活血通络，对治疗腰肌劳损患者效果良好。

腰部疼痛的粗盐热敷方法

将炒热的粗盐、粗沙包在布袋里，趁热敷在患处，每次 30 分钟，早晚各一次，注意不要烫伤皮肤。此法对风寒风湿病人有很好的疗效。其实这盐袋不神秘，里面装的就是平时我们腌咸菜用的粗盐，俗称大粒盐。盐是结晶体，含有多种矿物成分和微量元素，且有很强的渗透力，加热后敷在关节处就可以祛除体内的寒气和湿气。做盐袋选用的布料薄点厚点都没关系，不过最好是选用纯棉的布料，一定要致密，透气性好。盐袋可大可小，一般做成这样，长 20 公分，宽 12 公分大小的最好，用起来灵巧方便。我们先把布料缝成一个小口袋，如果您手工缝制最好采取倒针，不然针脚过大小颗粒的盐就会漏出。在最后一边留个小口，然后把布袋翻过来，装进粗盐，家用的塑料漏斗就派上用场了。这里您要注意盐的量，要让盐袋的厚度达到 3 公分左右并有滚动感才是最合适的。而且盐粒最好不要有特别坚硬的菱角。最后把口缝上盐袋就算做好了。下一步就是把盐袋加热了。在微波下加热 2 分钟就可以。其实把盐炒热外敷治病是很古老的中医疗法，而这里介绍的盐袋更适用于现代家庭，用微波炉加热简单方便，当然您在加热时一定要保证微波炉里面干净卫生。而且时间不宜过长，否则盐粒会崩裂。刚拿出的盐袋很热，您可以用盐袋在疼痛处滚动，待盐袋不烫了就可以贴着皮肤放在病患处。例如大椎，腰椎和腰椎处，经常热敷就能使寒气下移，一段时间后，就能感到腿脚发热，血脉畅通。盐袋热敷法对通风，腰腿痛和肌肉拉伤都有一定的治疗和缓解作用。

腰腿疼痛的水袋热敷法

此法又称为干热敷法，常用于解痉、镇痛、保暖。将冷、热水共同倒入搪瓷罐内,要求水温为50℃,然后灌入热水袋内,灌入量为热水袋容量的1/2~2/3,逐出袋内空气,拧紧塞子,擦干后倒提热水袋看看是否漏水,最后装入布套中或用毛巾包裹,放于病人需要部位。无热水袋时也可用葡萄糖输液用的空瓶或塑料壶(瓶)代替,只要遇热水不变形、不漏水就可以用。施热时间一般超过20~30分钟。此法方便常用,但其穿透力不如湿热敷法。

腰腿疼痛的腰部湿热敷法

常用于消炎、镇痛。将橡胶单(或塑料布)和毛巾垫在湿热敷部位下面,在需要热敷的皮肤局部涂以凡士林(或涂食用油,其范围要大于热敷面积),然后盖上一层纱布。将浸在热水里的小毛巾拧干(以不滴水为度),用手腕部试温,以不烫手为宜,折叠后敷于病人患处,上面加盖干毛巾保温。在患部不忌压的情况下,还可用热水袋放置在小毛巾上,再盖上大毛巾保湿则效果更佳。湿热敷的温度以病人能够耐受、不觉烫为原则,约3~5分钟更换一次,一般连续热敷15~20分钟。热敷完毕,揭去纱布,擦去凡士林,穿好衣服。湿热敷穿透强,因而消炎作用也好。施热过程中应加强观察,以防烫伤;对有伤口的部位作热敷时,应注意无菌操作,敷后伤口换药;热敷面部者,敷后半小时内不宜外出,以防感冒。

腰痛的拔罐绝妙疗法

拔罐是中医数千年来治疗腰痛的主要治疗方法之一。由于腰部拔罐具有安全、方便,治病快捷的特点,对因风寒湿邪引起的顽固性腰腿痛有独特和神奇的疗效,且治愈率高,无痛苦,无毒副作用。由于腰部的肌肉较厚,走罐与多罐疗法对腰部疼痛有好的治疗效果。在拔罐时,病人一般采取俯卧的体位,以利于在腰背部拔罐治疗。

(1)多罐　用于腰部疾病。酌量吸拔数个乃至拾数个。如某一肌束劳损时可按肌束的位置成行排列吸拔多个火罐,称为"排罐法"。治疗某些内脏或器官的瘀血时,可按脏器的解剖部位的范围在相应的体表部位纵横并列吸拔几个罐子。

(2)走罐　亦称推罐,即在拔罐前,先在所拔部位的皮肤或罐口上,涂上一层凡士林、板油等润滑油作为介质,再以闪火法或滴酒法将罐吸拔于所选部位的皮肤上,然后,医者以右手握住罐子,以左手扶住并拉紧皮肤,在向上、下或左。在需要拔的部位,往返推动、至所拔部位的皮肤红润、充血,甚至瘀血时,将罐起下,此法宜于面积较大,肌肉丰厚部位、如脊背、腰臀、大腿等部位的酸痛、麻木、风湿痹痛等症(图 5-1)。

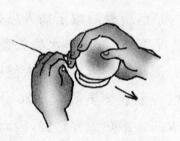
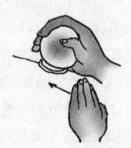

图 5-1　腰部走罐操作示意图

🌿 腰腿痛患者艾炷直接灸的方法

即将艾炷直接放在穴位上灸。为防止倾斜,施灸前可先在穴位局部皮肤上涂以少量大蒜汁、凡士林或清水,以增加黏附性或刺激作用。艾炷是用艾绒捏成的圆锥形小体,每燃烧尽一个艾炷称为"一壮"。一般以艾炷的大小和壮数来掌握刺激程度,一般灸 7～9 壮为宜,直接灸临床又分瘢痕灸、无瘢痕灸和发泡灸三种。

（1）瘢痕灸（又称化脓灸）　用火点燃小艾炷，每壮艾炷必须燃尽，除去灰烬，再更换新炷。灸时可产生剧痛，术者可拍打施灸穴位四周，以缓解疼痛。待所需壮数灸完后，施灸局部皮肤往往被烧破，可予贴敷生肌玉红膏于创面，每日换贴 1 次，1 周以后即可化脓，5～6 周左右灸疮结痂脱落，局部留有疤痕。临床常用于瘰疬，皮肤溃疡日久不愈，疣、痣、鸡眼及局部难治之皮肤病。

（2）无瘢痕灸　施灸后局部皮肤红晕而不起泡，且灸后不留瘢痕。临床应用中、小艾炷，施灸时病人稍觉灼痛即去掉艾炷，另换一炷。以局部皮肤红晕、无烧伤、自觉舒适为度。临床适用于湿疹、痣、疣、疥癣及皮肤病溃疡不愈。

（3）发泡灸　用小艾炷。艾炷点燃后患者自觉局部发烫时继续灸 3～5 秒钟。此时施灸部位皮肤可见一艾炷大小的红晕，约 1～2 小时后局部发泡，一般无需挑破，外敷消毒纱布 3～4 天后可自然吸收。临床用于疮肿、瘰疬、白癜风、皮炎、疥癣等的治疗。

腰腿痛患者艾炷间接灸的方法

本法是用药物将艾炷与施灸腧穴部位的皮肤隔开而施灸的一种方法。此种灸法可产生艾灸与药物的双重作用，是临床广为应用的一种灸法（图 5－2）。

（1）隔姜灸　将鲜生姜切成 3～4 毫米厚的姜片，中间以针刺数孔，放置穴位处或患处，上置艾炷施灸。老病人感到局部灼热疼痛，可将姜片稍提起，然后放下再灸，灸完所规定的壮数，至局部皮肤红晕为度。多用于皮肤冷痛、虚寒性慢性病、面瘫、冻疮、皮肤慢性溃疡、疮癣等的治疗。

（2）隔蒜灸　将鲜蒜切成 3～4 毫米厚的片，中间以针刺数孔。具体灸法同隔姜灸。隔蒜灸后多有水泡，注意皮肤护理，预防感染。多用于治疗瘰疬、疮毒、皮肤红肿、瘙痒、毒虫咬伤、肺结核等。

（3）隔盐灸　用纯净的食盐填平脐中，或于盐上再置一薄姜片，上置大艾炷施灸。本法适用于阳痿不起、滑泄、不孕、荨麻疹、瘙痒症，以及美容、保健、抗衰老等。

（4）隔附子饼灸　将附子研成粉末，加面、酒调和制成直径约 2～3 厘米、厚约 0.8 厘米的附子饼，中间以针刺数孔。具体灸法同隔姜灸。多用于身肿、面黑有尘的皮肤色素沉着病和疮疡久溃不敛等。

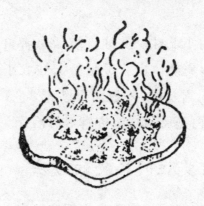

图 5 - 2　间接灸法示意

腰腿痛患者艾条灸的方法

本法是用薄绵纸包裹艾绒卷成圆筒形的艾条，施灸时点燃一端，在穴位或患处施灸。艾条灸法又分为温和灸、雀啄灸和回旋灸三种。

（1）温和灸　将艾条的一端点燃，对准施灸部位，约距皮肤 1～2 厘米进行熏灸，使患者局部有温热感而无灼痛，一般每穴施灸 3～5 分钟，以皮肤红晕为度。多用于面瘫、眼袋、皱纹、白癜风、皮肤瘙痒症、雷诺氏症、斑秃、荨麻疹、血管炎、风疹及皮肤疱疹久不收口等多种疾病。温和灸多用于灸治慢性病（图5-3）。

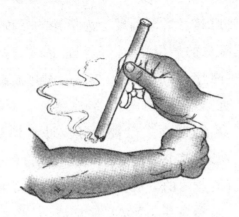

图5-3　温和灸示意图

（2）雀啄灸　点燃艾条一端后，与施灸部位并不固定在一定距离，而是像鸟雀啄食一样，一上一下地施灸称为雀啄灸。而将艾条反复地旋转施灸则称为回旋灸。本法适应证基本同上，但雀啄灸多用于灸治急性病（图5-4）。

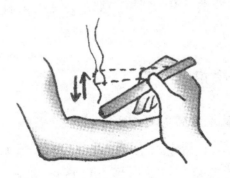

图5-4　雀啄灸示意图

腰腿痛灸疗操作宜忌

灸疗是以中医脏腑经络基础理论为指导的一种治疗方法,因此,使用时,首先要根据疾病的痛位、病性等,辨证选穴,这样才能收到预想的效果。灸治是一种热疗,它是借助于艾灸的温热而疏通经络,故在施灸时,切不可距离太近,以免灼伤皮肤,造成感染。更要防止艾团的火花迸射,烧伤皮肤。灸治,现在多以被灸处皮肤有温热感或灼热感为标准。点燃的艾条一般距离皮肤约3～5厘米,时间约5～10分钟为宜。施灸前要与患者讲清灸治的方法及疗程,尤其是瘢痕灸,一定要取得患者的同意与合作。瘢痕灸后,局部要保持清洁,必要时要贴敷料,每天换药1次,直至结痂为止。在施灸前,要将所选穴位用温水或酒精棉球擦洗干净,灸后注意保持局部皮肤温度适当,防止受凉,影响疗效。除瘢痕灸外,在灸治过程中,要注意防止艾火灼伤皮肤。如有起泡时,可用酒精消毒后,用毫针将水泡挑破,再涂上龙胆紫即可。偶有灸后身体不适者,如身热感、头昏、烦躁等,可令患者适当活动身体,饮少量温开水,可使症状迅速缓解。施灸时注意安全使用火种,防止烧坏衣服、被褥等物。

拔罐法的作用机理

循经走罐还能改善各经功能,有利于经络整体功能的调整。再如药罐法,在罐内负压和温热作用下,局部毛孔、汗腺开放,毛细血管扩张,血液循环加快,药物可更多地被直接吸收,根据用药不同,发挥的药效各异。如对于皮肤病,其药罐法的局部治疗作用就更为明显。水罐法以温经散寒为主;刺络拔罐法以逐瘀化滞、解闭通结为主;针罐结合则因选用的针法不同,可产生多种效应。

（1）负压作用　国内外学者研究发现：人体在火罐负压吸拔的时候，皮肤表面有大量气泡溢出，从而加强局部组织的气体交换。通过检查，也观察到：负压使局部的毛细血管通透性变化和毛细血管破裂，少量血液进入组织间隙，从而产生瘀血，红细胞受到破坏，血红蛋白释出，出现自家溶血现象。在机体自我调整中产生行气活血、舒筋活络、消肿止痛、祛风除湿等功效，起到一种良性刺激，促其恢复正常功能的作用。

（2）温热作用　拔罐法对局部皮肤有温热刺激作用，以大火罐、水罐、药罐最明显。温热刺激能使血管扩张，促进以局部为主的血液循环，改善充血状态，加强新陈代谢，使体内的废物、毒素加速排出，改变局部组织的营养状态，增强血管壁通透性，增强白细胞和网状细胞的吞噬活力，增强局部耐受性和机体的抵抗力，起到温经散寒、清热解毒等作用，从而达到促使疾病好转的目的

（3）调节作用　拔罐法的调节作用是建立在负压或温热作用的基础之上的，首先是对神经系统的调节作用，由于自家溶血等给予机体一系列良性刺激，作用于神经系统末梢感受器，经向心传导，达到大脑皮层；加之拔罐法对局部皮肤的温热刺激，通过皮肤感受器和血管感受器的反射途径传到中枢神经系统，从而发生反射性兴奋，借以调节大脑皮层的兴奋与抑制过程，使之趋于平衡，并加强大脑皮层对身体各部分的调节功能，使患部皮肤相应的组织代谢旺盛，吞噬作用增强，促使机体恢复功能，阴阳失衡得以调整，使疾病逐渐痊愈。其次是调节微循环，提高新陈代谢。微循环的主要功能是进行血液与组织间物质的交换，其功能的调节在生理、病理方面都有重要意义。且还能使淋巴循环加强，淋巴细胞的吞噬能力活跃。此外，由于拔罐后自家溶血现象，随即产生一种类组织胺的物质，随体液周流全身，刺激各个器官，增强其功能活力，这有助于机体功能的恢复。

（4）不同罐法不同作用　在火罐共性的基础上，不同的拔罐法各有

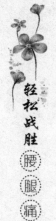

其特殊的作用。如走罐具有与按摩疗法、保健刮痧疗法相似的效应,可以改善皮肤的呼吸和营养,有利于汗腺和皮脂腺的分泌,对关节、肌腱可增强弹性和活动性,促进周围血液循环;可增加肌肉的血流量,增强肌肉的工作能力和耐力,防止肌萎缩;并可加深呼吸,增强胃肠蠕动,兴奋支配腹内器官的神经,增进胃肠等脏器的分泌功能;可加速静脉血管中血液回流,降低大循环阻力,减轻心脏负担,调整肌肉与内脏血液流量及贮备的分布情况。缓慢而轻的手法对神经系统具有镇静作用;急速而重的手法对神经系统具有一定的兴奋作用。

腰腿痛的拔火罐方法

火罐是用火在罐内燃烧,形成负压,使罐吸附在皮肤上,选择的部位主要有中脘穴,肝俞,以及在背部脊柱部位两侧脾俞、胃俞的部位进行拔罐治疗。主要拔罐方法有以下几种。

(1)闪火法:用镊子或止血钳夹住燃烧的酒精棉球,在火罐内绕一圈后,迅速退出,快速地将罐扣在施术部位。此法简便安全,不受体位限制,为目前临床常用的方法。

(2)投火法:将纸片或酒精棉球点燃后,投入罐内,然后迅速将火罐扣于施术部位。

(3)滴酒法:是用95%酒精或白酒,滴入罐内1～3滴(切勿滴酒过多,以免拔罐时流出烧伤皮肤),沿罐内壁摇匀,用火点燃后,迅速将罐扣在应拔的部位。

(4)贴棉法:是用大小适宜的酒精棉一块,贴在罐内壁的下1/3处,用火将酒精棉点燃后,迅速将罐扣在应拔的部位。

(5)架火法:即用不易燃烧、传热的物体,如瓶盖,小酒盅等,将95%酒精数滴或酒精棉球置其内,置于应拔部位,用火点燃,将罐迅速扣下。

(6)水煮法：先将配制好的药物放在布袋内，扎紧袋口，放进清水煮成适当的浓度，再把竹罐投入药液内煮 15 分钟左右，用镊子取出竹罐，倒干罐内药液，迅速用凉毛巾紧扪罐口，立即将罐扣在应拔部位，即能吸附在皮肤上。

> ❦ **小贴士**
>
> 拔罐时，一般留罐 10～15 分钟，待局部皮肤瘀血时，将罐取下。取罐时，左手扶住罐身，右手按压罐口的皮肤，使空气进入罐内，火罐即可松脱，不可硬拉或旋动，以免损伤皮肤。若罐大而吸附力强时，可适当缩短留罐的时间，以免起泡。

❦ 腰腿痛患者拔罐时注意事项

拔罐时要选择适当体位和肌肉丰满的部位。若体位不当、移动、骨骼凸凹不平，以及毛发较多的部位均不适用。拔罐时要根据所拔部位的面积大小而选择大小适宜的罐。操作时必须迅速，才能使罐拔紧，吸附有力。用火罐时应注意勿灼伤或烫伤皮肤。若烫伤或留罐时间太长而皮肤起水泡时，小的无须处理，仅敷以消毒纱布，防止擦破即可。水泡较大时，用消毒针将水放出，涂以龙胆紫药水，或用消毒纱布包敷，以防感染。皮肤有过敏、溃疡、水肿及大血管分布部位，不宜拔罐。高热抽搐者，以及孕妇的腹部、腰骶部位，亦不宜拔罐。

腰腿痛患者常用的理疗方法

理疗在临床上应用广泛,具有其独特的医疗价值,是治疗腰腿痛重要的辅助手段。腰腿痛往往出现顽固的腰腿痛,而电疗、热疗都具有良好的缓解疼痛作用。腰椎间盘突出症一般都伴有骨质增生,腰椎骨质增生压迫神经根和脊髓时,可致炎症反应。应用超声波、红外线、电疗、热疗等,可产生促进炎症消退和吸收水肿的作用。腰椎间盘突出症的局部炎症反应时间久可造成组织粘连,而理疗具有松解粘连、软化瘢痕的作用。理疗(如透热、直流电、超声波等)在消除神经根及关节囊、韧带等周围软组织的炎性水肿的同时,透热、直流电、低频脉冲等可改善脊髓、神经根及腰部的血液供应和营养状态;温热疗法、超声波等能缓解腰部肌肉痉挛;醋离子导入、超声波等能延缓或减轻椎间关节、关节囊、韧带的钙化和骨化,感应电、低频脉冲等可增强肌肉力量,改善小关节功能。由于患者可选择的物理疗法种类较多,可根据腰腿痛的不同类型、不同时期,采用不同的物理疗法。常用的物理疗法有干扰电疗、音频电疗、直流电离子导入、超声波、红外线、激光和蜡疗等。在家庭物理治疗中,最易进行的是温热敷和红外线等理疗。热毛巾、热水袋、热水澡等都是进行温热疗的便利条件。加热的石蜡、白炽灯等则是很好的红外线发射器。周林频谱仪、康乐热敷袋、场效应治疗仪、小型红外线辐射仪、频谱家用保健治疗仪等,也常用于家庭物理治疗。

(1)离子导入疗法 直流电药物理离子导入疗法是直流电疗法的一种特殊方式。用直流电将药物离子通过腰部皮肤导入人体内的治疗方法称为"直流电药物离子导入法"。该疗法一般每日 1 次,每次 15～20 分钟,15～20 次为 1 个疗程。

(2)中药电熨疗法 中药电熨疗法是一种在以祛风散寒、活血通经为主的中药热敷基础上,再叠加直流电或低频脉冲电流的方法。它兼有中药熏蒸、温热疗法和低频电疗法的共同治疗作用,故有较好的止痛、消炎,改善神经、关节和肌肉功能的治疗效果,对腰腿痛恢复期的效果明显。每日治疗 1 次,每次 15～30 分钟,15～20 次为 1 个疗程。

(3)感应电疗法　应用感应电流治疗疾病的方法,称感应电疗法,又称法拉第电疗法。感应电疗法能兴奋神经肌肉,引起肌肉强直性收缩,从而可改善腰部和下肢血液循环和组织营养,提高新陈代谢,促进神经再生,防止肌肉萎缩。腰腿痛引起的下肢感觉障碍时,感应电流可刺激感觉神经末梢,促使感觉恢复。弱量的感应电流可降低感觉神经的兴奋性,缓解神经痛。

(4)超刺激电疗法　应用超出一般治疗剂量的低频脉冲电流治疗疾病的方法,称为超刺激电疗法。它主要用于镇痛,亦称为刺激电流按摩疗法。超刺激电疗法的主要作用为镇痛和改善血液循环,主要应用于镇痛。每次治疗后,镇痛作用可持续 3 小时左右,皮肤充血反应可持续 5 小时左右。

(5)高频电疗法　高频电疗法是应用频率高于 100kHz 的振荡电流及其所形成的电磁波与电磁场治疗疾病的方法。其中包括共鸣火花疗法、中波疗法、短波疗法、超短波疗法、微波疗法等。高频电流通过机体时,传导电流引起机体内的导电损耗,位移电流引起机体内的介质损耗,因而在各种组织中产生程度不同的热效应。产热量的多少主要取决于离子的迁移速度与机体不同组织的介电常数。高频电疗的治疗腰腿痛作用:一是解痉,能降低骨骼肌、平滑肌和纤维结缔组织张力。二是止痛,无论是神经痛、肌肉痉挛性疼痛、因肿胀引起的张力性疼痛、缺血性疼痛、炎症性疼痛均有很好的止痛效果。三是消炎,由于能改善电场内组织的血液循环,增强组织代谢,从而促进炎性渗出物和水肿的吸收。采用不同剂量的高频电流可治疗慢性炎症、亚急性炎症或急性炎症。

（6）超声波疗法　超声波是一种频率很高的声波。因为这种声波不能被人的耳朵听到，所以称为"超声波"。超声波在人体内主要有三个作用：一是按摩作用，即超声波可对人体的细胞产生一定的压力，使细胞出现微小的运动，从而改变细胞的状态，达到治病的目的；二是温热作用，即人体吸收超声波的能量后，可在组织内出现发热反应，所产生的热量具有镇痛、解除肌肉痉挛、改善组织微循环状态等作用；三是生物学作用，即超声波可影响人体内某些化学或生物学的变化过程，改变酶的活性等，从而改变人体内的代谢环境和状态，使疾病向好的方向转化。超声波疗法对腰腿痛的主要作用有：神经系统具有对超声波敏感的特性，小剂量的超声波对神经有抑制作用，可使神经的传导速度减慢，从而具有明显的镇痛作用；可使皮肤发热充血，皮肤的血液循环加快，改善皮肤麻木等感觉异常；可有效地解除肌肉痉挛，使肌肉放松，达到减轻肌肉及软组织疼痛的目的。

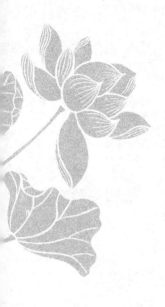

第六章

学会正确用药，使腰腿痛轻松痊愈

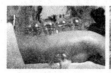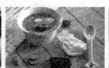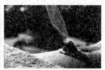

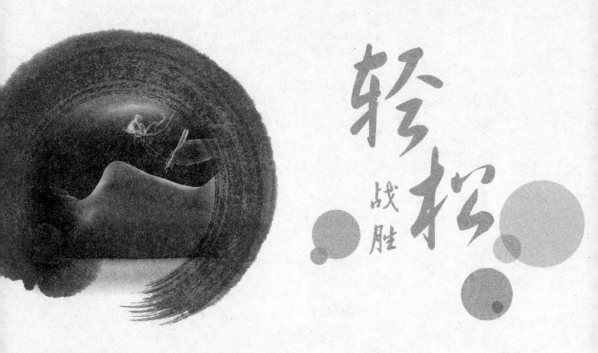

轻松
战胜

🌸 腰腿疼痛中医是怎么分型的

中医将腰腿疼痛分为以下几型：

（1）寒湿腰痛　腰痛重着，痛连臀部，转侧不利，全身发冷，遇阴雨天加重，卧床休息也不能明显减轻疼痛。

（2）湿热腰痛　腰部疼痛，两腿发软，疼痛的部位发热，遇到热天症状加重，活动后疼痛能减轻，还有怕热、口渴的感觉，小便短赤。

（3）瘀血腰痛　有腰部外伤史，腰痛像被针扎一样，痛处固定，白天轻晚上重，手脚僵硬，翻身不便，疼痛部位怕摸怕按。

（4）肾虚腰痛　腰痛酸软，喜揉喜按，反复发作，遇劳则甚，双膝无力，劳累后加重，卧床休息后逐渐减轻。阳虚则手足不温，腰背少腹冷痛，少气乏力，舌淡脉沉细；阴虚则五心烦热，口干咽燥，失眠健忘耳鸣，舌嫩红,脉弦细数。

✿ 腰腿疼痛不一定完全是肾虚

日常门诊中每天会遇到许多腰痛患者,往往都说:"我肾虚,我腰痛。"其实临床上腰痛有多种,并非皆由肾虚引起。中医将腰痛概括为外感风寒湿邪、内伤肾脏之精气、外伤筋骨血脉。总的来说发生腰痛的原因,不外外感、内伤两方面。感受寒湿、湿热之邪,阻滞脉络,气血运行不畅,由外邪侵犯腰部之经络、肌肉、筋骨而致腰痛。或年老体衰,久病体虚,或禀赋不足,或肩劳过度,致使肾精亏损,不能濡养经脉而发生内伤腰痛。至于跌仆闪挫,损伤筋脉,以致气滞血瘀,亦可导致腰痛,此虽属伤科范畴,但必须详为鉴别。

(1)最多见的腰痛是由风寒湿引起,多在阴天发作,特别是寒冷和潮湿的地方,表现为腰痛绵绵,沉重转动不灵活、重着黏痛,酸重不适,下坠感。治疗上可以选用散寒化湿的中药。

(2)其次就是瘀血腰痛,大部分见于体力劳动者,由于腰部过度疲劳,腰部机能受损,血流不畅,积瘀成疾,一年四季均可发病。表现为白天不觉痛,夜间久卧不常翻身则疼痛加剧。治疗上可以选用活血化瘀的中药,腰椎间盘突出者可以考虑手术治疗。

(3)再者就是肾虚腰痛,这种腰痛大部分见于患有慢性疾病、慢性前列腺炎、房劳过度以及各种原因导致的肾精亏虚的患者。患者往往精神萎靡,影响正常的工作及学习。治疗上可以选用补肾益精的中药,例如六味地黄丸、金匮肾气丸、桑螵蛸散、金锁固精丸等。

(4)血虚腰痛也不少见,大部分见于产后失血,子宫肌瘤,月经过多等妇科疾病,或者其他原因引起贫血而导致,表现为腰部酸痛,腰弱无力,下肢酥软,头晕眼花等。

（5）湿热腰痛多见于嗜食肥甘，形体肥胖之人，多见于肾结石或者输尿管结石或者盆腔腹膜炎、慢性附件炎、盆腔结缔组织炎的患者，多见于潮湿的地方。表现为腰部绞痛、小便血尿或者黄白带增多等。

由此可见腰痛之诊治，务必依据临床症状特点，分辨是外感，还是内伤，或是闪挫跌仆之病因。并宜分辨其虚实。一般而言，起病急骤，痛势剧烈，多属实证；发病徐缓，隐隐而痛，多属虚证；若痛如锥刺，痛处不移，日轻夜重，则属血瘀；若久病，症多虚象者，以肾虚为主，但腰痛并非全为肾虚。在治疗上要妥为调摄，始能巩固疗效，使腰痛不再发作。

❀ 腰部疼痛该如何用药

腰痛是一种非特异性症状，不同的病因可引起相似的症状，但用药却不一样。很多情况下，光用药物治疗是治标不治本，不能从根本上解决问题。比如严重的腰椎间盘突出症、椎管狭窄症、椎体滑脱以及结核、肿瘤是需要手术治疗的。还有的腰痛如轻型腰椎间盘突出症、腰肌劳损，最好采用推拿、理疗等治疗方法。病人究竟属于哪一种腰痛，需要采用什么样的治疗方法，不经过专科医生检查，难以确定，患者不宜自作主张服用药物。

医治腰痛的药物大部分对胃肠有比较明显的刺激作用，可以引起胃部不适、恶心、呕吐、食欲不振，严重的可以损伤胃肠黏膜，引起溃疡、出血甚至穿孔。还有的药物可以引起肝脏、肾脏的损害以及白细胞降低、过敏等反应。病人如有胃溃疡、胃炎、肝肾功能不好等情况，要如实告诉医生，以免使旧病加重。用药期间，如有不适，先行停药，再到医院请教医生或做必要的化验检查，或改用其他药物。

比较而言，局部用药的优点较明显。用膏药贴或药水涂搽在腰部痛的地方，药力能透过皮肤到达涂层组织。这种药物使用方便，很受患者欢迎。不过也有个别人有过敏反应,时间过久,可形成皮炎。特别是肥胖的病人,皮下脂肪层很厚,药力难以渗透过去,效果就差了。

有些病人腰痛经久不愈,用药物治疗时间太久,就会发生累积性副作用。甚至有极少数病人产生药物依赖性,服用的药物剂量越来越大。因此,病程长的腰痛患者,从开始治疗就要争取不服或少服止痛药,尽量采用局部用药或换用推拿、理疗、针灸等治疗措施。实在要服药的,可以隔一段时间后更换药物的品种。同类的药不要合用。因为合用并不是人们想象的相加作用,相反,其副作用明显。单用一种药,也不是服药剂量越大,疗效就越好。因此,不要随意增加药物的品种或剂量。

孕妇的腰痛,一般是怀孕导致的生理反应,是腰椎负重变化所引起,大都较轻,分娩后自然消失。考虑到不少药物可能危害胎儿,一般不必服用止痛药,只要注意休息、行走和坐卧的姿势就行。

🌿 防治腰腿痛常用的中药有哪些

时下,社会上补肾之风盛行,于是各种补肾药、保健品充斥市面,各种宣传令人心动,人们面对厂家的大力宣传,不知如何选购。然而,作为纯中药的补肾药或保健品,其配方虽不一样,但不外乎是几种常见中药的不同组合罢了。如能正确地选择适合于自己的补肾药或保健品,对于提高身体素质,愉悦家庭生活,确实能起到一定的作用。为了使能正确选用补肾药或保健品,下面将常用的几种中药及成药的性能和服法以及注意事项叙述如下。

枸杞子

枸杞全身是宝,其根、叶、花、茎都有保健价值。正如人们所说:"根茎与花实,收拾无弃物"。枸杞果实中富含甜素碱、胡萝卜素、核黄素、硫胺素、维生素C、烟酸、抗坏血酸、钙、铁、磷等多种营养成分,长期服用能抗癌保肝、生精益气、治虚安神、补肾养血、明目祛风、益寿延年,既是中药里的珍品,又是益身健体的食品。唐代著名诗人刘禹锡赋诗赞美说:"上品功能甘露味,还知一勺可延年。"在枸杞种植园,每当夏季来临,叶腋中生出淡紫色的小花,艳丽多姿。深秋时节,绿枝茂密,蔓条上缀满光闪闪、红彤彤,玲珑剔透,貌若樱桃、状似耳坠的果实,灿烂夺目,令人流连忘返。

枸杞子,味甘,性平。中医用之治肝肾阴虚,腰膝酸软,头昏,目眩,目昏多泪,虚劳咳嗽,消渴与腰酸腿困、遗精等。传统上认为它是男性药品,实际上现在也被越来越多的女性当做保健品服用。除此之外形枸杞是一种具有强韧生命力及精力的植物,非常适合用来消除疲劳,它能够促进血液循环,防止动脉硬化,还可预防肝脏内脂肪的囤积,再加上枸杞内所含有的各种维生素、必需氨基酸及亚麻酸,更可以促进体内的新陈代谢,也能够防止老化。对于慢性腰腿痛患者而言,可以用枸杞子做粥,做茶,或泡酒皆可。

鹿茸

鹿茸甘咸温,为动物梅花鹿或马虎的尚未骨化的幼角。具有壮元阳、益精髓、补气血、强筋骨的功效。凡属肾阳虚所致疲乏无力、精神萎靡、肢凉怕冷、阳痿滑精、小便失禁、大便溏稀、腰背酸痛、心悸头晕、耳聋眼花、妇女宫冷不孕、小儿发育迟缓等均可用鹿茸治疗。它适于治疗精亏兼阳虚引起的一切病症,老年人、中青年及兼阴虚内热(常见咽干、五心烦热等症)者忌用。鹿茸可单独应用(如研成细粉冲服或制成鹿茸精等补剂服用),也可在其他方剂中配伍同服。现代医学研究也证明,鹿茸内含有多种氨基酸、三磷酸腺苷、胆甾醇、雌酮、脂溶性维生素、卵磷脂、脑磷脂等。这些物质除能促进人体的生长发育、壮阳外,还能增强人体的免疫功能,因此鹿茸作为一种中药补剂深受患者欢迎。对于男性或女性肾阳虚引起的腰酸腿困有很好的疗效。

现代医药研究证明：鹿茸对人体有强壮作用，促进病后恢复及年老体弱者的健康；有强心和改善体内微循环的作用；促进人体造血机能；有明显的抗机体脂质过氧化作用；可促进溃疡和伤口愈合及提高免疫功能。鹿茸一般用量：1～3克，研成细末。特别注意：患有高血压病，肾炎，肝炎以及中医所说的，阴虚火旺和肝阳上亢的人，均不宜服用鹿茸或含鹿茸的其他制剂。鹿茸对腰腿痛的补益调养方法如下：

（1）取鹿茸3克，放于碗内加水适量，隔水炖服，或与肉共炖食之。适用于精衰血少，腰酸腿困，小便清长，头晕眼花等症。

（2）乌鸡1只（300克左右），掏膛，洗净后加鹿茸69克，加调料，盐适量，炖烂。每日服1次，分3次服完。适用于肾虚精亏，腰酸腿困，久婚不育，妇女小腹发凉，月经不调及精血淡少，腰酸乏力等症。

小贴士

鹿茸老化变为骨质角后，称为"鹿角"。鹿角胶有温补肝肾，滋养精血的作用，适用于身体虚弱，腰痛四肢疼痛及神经衰弱。鹿角胶熬制时间多在11月到翌年3月；先将鹿角锯成小段，长10～15厘米，置水中浸漂，每日搅动并换水1～2次，漂至水清，取出，置锅中煎取胶液，所复煎至胶质尽出，角质酥融易碎时为止。将煎出的胶液过滤合并（或加入黄酒3％，冰糖5％）至稠膏状，倾入凝胶槽内，侯自其自然冷凝，取出，分切为小块，阴干。

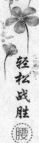
淫羊藿

淫羊藿,有补肾壮阳,强筋骨,祛风湿,防治腰腿痛的作用,可用于肾阳虚所至的慢性腰痛,阳痿,妇人宫冷不孕,肾阳虚性高血压,更年期症候群,腰膝无力,牙齿松动,头发脱落以及风湿筋骨疼痛等症。根据现代研究,淫羊藿主要含有淫羊藿甙等,仙灵脾提取液有雄性激素样作用,能促进精液分泌、降血糖;有提高垂体-肾上腺皮质系统功能的作用,并能促进抗体形成。本品煎汤内服一日量5～15克。

淫羊藿有防治腰腿痛的同时有催淫作用,这种作用由于精液分泌亢进,精囊充满后,刺激感觉神经,间接兴奋性欲而起;实验研究,用淫羊藿制成的流浸膏,对狗虽不能表现举尾反应,但可知其有促进精液分泌的作用,其叶及根部作用最强,果实次之,茎部最弱;以前列腺、精囊、提肛肌增加重量的方法(小鼠)证明淫羊藿提取液具有雄性激素样作用,其效力较蛇床子弱,但强于始蚧及海马,注射其提取液20～40毫克,其效力相当于7.5微克睾丸素。

肉苁蓉

肉苁蓉与其他药材不同的是,它不是生长在深山老林,也不是生长在荒丘原野,而是生长在我国内蒙古西部一望无际、干旱少雨的大沙漠之中。它是一种纯天然、无污染的野生绿色植物。它外形奇特,身披鳞片状"盔甲",身子像圆圆的柱子,植株高达40～100厘米,最重者一株可达10公斤。生长几十年的苁蓉王十分罕见。刚出土的嫩肉苁蓉,具有充足的水分和养分,是采集的良好季节。如果任其生长下去,消耗了体内的大量水分和养分,就失去了应有的经济价值。鲜嫩的肉苁蓉,削去鳞状外皮,就是白色甜脆的肉质,并含有大量的乳汁,是沙漠地区人们喜食的食品。肉苁蓉还可以成为餐桌上的佳肴,把它切成薄片与土豆、肉类等炒菜、作汤,鲜美可口。

作为药用,肉苁蓉是一种滋养强壮剂,在增力类药方中出现率极高,在抗衰老、延年益寿方剂中仅次于人参,居第二位,俗有"沙漠人参"之美誉。肉苁蓉含有列当素、生物碱、酵素、糖分、脂肪油等。其性温,味甘、咸,功能补肾壮阳、润肠通便。由于它有甘温之性,故能补肾益精,适用于男子阳痿、早泄、遗精、性欲减退、遗尿、腰酸腿困、神经衰弱及女子不育、白带过多、月经不调、贫血萎黄等;同时,肉苁蓉的益阴补血和润肠的作用也非常好,可治阴血不足、大便秘结、习惯性便秘等症。据报道,肉苁蓉还有止血及降压作用,适用于肾炎、膀胱炎、膀胱出血、肾出血和高血压等症。它的特点是:滋而不腻、温而不燥、补而不峻;即可壮阳、有可补阴;药性从容和缓,故名"肉苁蓉"。它特别适用于老年人体弱及病后体虚的患者,久服可以延年益寿。由于肉苁蓉的滋补作用,当然也就为腰腿痛患者所选用。

菟丝子

菟丝子又名菟丝实、吐丝子,为旋花科植物菟丝子的种子,内含树脂苷、糖类等成分,其性平,味辛、甘,入肝、肾经,具有补肝肾、益精髓、明目的功效,可以治疗腰膝酸痛、遗精、消渴、尿有余沥、眼目昏暗等症。《本草汇言》载:"菟丝子,补肾养肝,温脾助肾之药也。但补而不峻,温而不燥,故入肾经,虚可以补,实可以利,寒可以温,热可以凉,温可以燥,燥可以润。"特别适宜老年人肝肾气虚、腰痛膝冷用之,多与补骨脂、杜仲等药配伍,能收到奇效。常用验方有:

(1)补肾气、壮阳道、助精神、轻腰脚　菟丝子250克(淘净、酒煮、焙干)、炙附子60克,共为细末,酒糊为丸,如梧桐子大,每次服50丸,黄酒送服。

(2)治腰痛　菟丝子(酒浸)、杜仲炭各等分,共为细末,以山药糊为丸,如梧桐子大,每次服50丸,淡盐汤送下。

（3）治小便频数、尿失禁　菟丝子（酒蒸）60克，桑螵蛸（酒炙）15克，煅牡蛎30克，肉苁蓉（酒润）60克，炙附子、五味子各30克，炒鸡内金15克，鹿茸30克，共为细末，酒糊为丸，如梧桐子大，每服70丸，食前淡盐汤送下。

（4）治脾元不足、饮食减少、大便不实　菟丝子120克，黄芪、土白术、人参、木香各30克，补骨脂、小茴香各24克，共为细末，炼蜜为丸，每丸9克，每日服两次，每次1丸，温黄酒送服。

（5）治阴虚阳盛、四肢发热　菟丝子、五味子各30克，生地黄90克，共为细末，每次服6克，每日两次，食前米汤送下。

海狗肾

海狗肾又名腽肭脐。海狗肾是指干燥的海狗阴茎与睾丸。自古，我国就有种说法，即用相同的脏器来治疗该脏器疾病，叫以脏补脏，所以一般人认为，想治疗阳痿，使用动物的阴茎最好。在传统中医名著《本草图经》、《海药本草》、《开宝本草》和《本草纲目》中均有记载。一只雄的海狗，多半有数十只或数百只的雌海狗。看到这种情形的古人便认为，海狗是一种精力绝伦而不知疲倦的动物。现代研究发现，海狗肾主要有四大药用功能：其一、壮阳滋阴、补肾益肝、调节内分泌。适用于因肾阴亏损、肾阳不足等肾虚症所引起的阳痿、早泄、性功能低下以及失眠多梦、头晕健忘、腰酸膝软、神经衰弱及免疫功能低下等症。其二、补血益气。海狗肾中的血红蛋白及血色素含量极高，适用于血虚气弱者。其三、养颜美肤。海狗肾中含有大量黏性蛋白，具有延缓衰老，保持肌肤弹性和水分的功能。其四、强筋壮骨。海狗肾为补肾珍品，肾强则可强筋壮骨。海狗肾神奇的药用功能被历代医学名家推崇为补肾固元、祛病强身、抗衰益寿之珍品。

动物肾、阴茎，这些药物为温热燥性，过量久用必然损伤肾阴。如肾阴亏损而致命门火偏旺，表现为性机能亢进，阴茎易举，多梦失眠等。过服补阳助火之剂的阳亢者，可致肝火旺盛，阳亢至极。虽性欲可一时亢进，但同时会出现口干舌燥、眼赤红、牙肿痛、大便干结、肛裂痔疮、失眠多梦、心烦易怒、血压升高等一系列毒副作用，甚至会引起药物性中风。

海 马

海马为海龙科动物线纹海马、三斑海马、刺海马、大海马等同科多种海马除去内脏的全体。四季均可捕捉，捕后除去内脏，洗净，晒干。海马有温肾壮阳，调气活血的作用，用于肾虚阳痿，遗尿，虚喘以及治肿瘤和疔疮等症。成药中海马补肾丸即以此为主药。动物实验表明，海马确有兴奋性机能的作用，可延长正常雌小鼠的动情期，对去势鼠则可出现动情期，并使正常小鼠子宫及卵巢的重量增加。其提取液也表明有雄性激素样作用，其效力较蛇床子、淫羊藿弱，但优于蛤蚧。本品多入丸散剂，每次用量 3～6 克。

唐代诗人白居易在《长恨歌》中写道："汉王重色思倾国，御宇多年求不得。杨家有女初长成，养在深闺人未识，天生丽质难自弃。一朝选在君王侧，回眸一笑百媚生。……云鬓花颜金步摇，芙蓉帐暖度春宵。春宵苦短日高起，从此君王不早朝。"唐玄宗晚年，为何有如此青春活力呢？相传,因唐玄宗每日必饮海马酒之故。传说固不可信,但海马确实是一味功效卓著的补肾强壮药,适用于肾虚腰痛患者食用。正如《本草新编》所载:"海马,亦虾属也。入肾经命门,专善兴阳,……海马功用不亚于腽肭脐,乃尚腽肭脐不尚海马,此世人之大惑也……"现代药理研究证实,海马的功效有二:

(1)性激素样作用 海马的乙醇提取物(即"海马酒")既能诱发和延长雌性小鼠的动情期,使子宫和卵巢的重量增加,又能使雄鼠前列腺、精囊、提肛肌的重量明显增加,表现为雄激素样作用。

(2)抗衰老 海马能增强小鼠耐缺氧性,减少单胺氧化酶的活性,降低过氧化脂体在体内的含量。此外,各种海马提取物均有钙通道阻断剂的作用。通过阻断钙内流,达到保护神经元的功效。

冬虫夏草

冬虫夏草性甘温,为麦角菌科植物冬虫夏草菌的子座及寄主蝙蝠蛾昆虫虫草蝙蝠蛾等的幼虫尸体的复合体。冬虫夏草具有养肺阴,补肾阳的功效,为平补阴阳之品,用于肺痨咳血、阳痿遗精等症。病后体虚不复,自汗畏寒等,可以用冬虫夏草同鸭、鸡、猪肉等炖服,有补虚扶弱之效。冬虫夏草具有强身延年,耐缺氧,降血脂,抗菌解毒,镇静安神,调节免疫,平喘祛痰,抗癌作用,增强心血管、血液、肝、肾功能的作用。常用于治疗老年虚症、痰饮喘嗽、自汗盗汗、阳痿遗精、腰膝酸痛、病后久虚等症。更为重要的是人们发现冬虫夏草既对疾病性疲劳起到了预防作用,同时也对非疾病性的疲劳起到了防治的作用。这是因为人的身体在经过运动或劳累之后,肌肉组织内就会堆积大量的乳酸和代谢产物。而冬虫夏草能调节人体内分泌、加速血液的流动,进一步促进体内的新陈代谢活动趋于正常,并迅速清除乳酸和新陈代谢的产物,使各项血清酶地指标迅速恢复正常,达到迅速恢复机体功能的效果。

因此,冬虫夏草作为养生保健的中药,得到了许多人的欢迎。

✦ 小贴士

多年来,冬虫夏草一直的是贵重中药材品种中广泛受人重视的品种,因为它的神秘而受人关注。其实,冬虫夏草的形成过程,从当今科学的角度看来,并没有什么神秘之处,用通俗科普的语言来表达,就是地处海拔 3800 米的雪山草甸上,在冰雪消融的春天,蝙蝠蛾的幼虫被虫草真菌感染后,钻入地下。冬虫夏草真菌通过吸收蝙蝠蛾体内的营养物质逐步长大,到第二年春末夏初,从充满冬虫夏草真菌菌丝的蝙蝠蛾死尸(我们俗称为冬虫)头部长出一条紫色的子实体(就是我们所说的夏草),合起来统称为冬虫夏草。冬虫夏草的这一形成过程,是自然界中非常正常的现象,养过蚕虫的人都知道,蚕的幼虫感染白僵菌(危害蚕虫的有害真菌)后,形成僵蚕的过程及原理和冬虫夏草基本上相同。只不过,僵蚕的形成为我们所熟知,大家不觉得神秘,而冬虫夏草的形成过程我们知之甚少,生长环境也很奇特,为我们不知,就显得神秘啦。由此可见,普通大众对冬虫夏草的神秘认识误区也就一目了然。现在,我们可以用通俗的语言来解释说明冬虫夏草,即蝙蝠蛾的幼虫,被冬虫夏草真菌感染后,长出子实体的蝙蝠蛾的幼虫死尸,就是我们今天所说的贵重药材——冬虫夏草。

巴戟天

巴戟天为茜草科植物巴戟天的根。巴戟天缠绕性草质藤本,生于山谷、溪边或山地树林下,有栽培,花期4—7月,果期6—11月。分布于江西、福建、广东、海南、广西等地。中医认为巴戟天味辛、甘,性微温;归肝、肾经;体润,补而兼散;具有补肾阳,强筋骨,社风湿的功效;主治肾虚阳痿,遗精滑泄,少腹冷痛,遗尿失禁,宫寒不孕,腰膝酸痛,风寒湿痹,风湿脚气。肾阳虚衰,阳痿不举,遗精滑精者,可与肉苁蓉、附子、补骨脂等配伍,以固肾涩精壮阳。肝肾不足,筋骨痿软者,可与肉苁蓉、杜仲、菟丝子、草解等配伍,以温肝肾、壮筋骨。

狗 脊

狗脊为蚌壳蕨科植物金毛狗脊的干燥根茎、因其根茎表面附有光亮的金黄色长柔毛,根似狗的脊背,故又称为"金毛狗脊"。狗脊列为《神农本草经》中品,具有补肝肾,强筋骨,健腰膝,祛风湿,利关节的功能。特别是补肝肾、强筋骨和祛风湿的功能颇佳,宜于腰腿痛患者食用。因此,中老年男女,凡有肝肾不足,筋骨不利,腰膝酸痛,下肢无力,尿频,遗精,崩漏以及白带过多等症可以常服狗脊。现代医学研究还发现:狗脊有增加心肌血流的作用,有抗炎和降血脂的作用。狗脊一般用量为10～15克。狗脊补益调养方法如下:

(1)狗脊、杜仲、续断各15克,香樟根、马鞭草12克,威灵仙9克,红牛膝6克。泡酒服,可治风湿骨痛,腰膝无力。

(2)狗脊、远志、茯神、当归,各等分,为末,炼蜜做丸,如梧桐子大,每服50丸,温黄酒送服,可以固精强骨。

(3)鹿茸100克,狗脊、白蔹,各50丸,将以上3种药粉碎,过筛,然后用艾叶煎醋汁,打糯米糊,为丸如梧桐子大。每服50丸,早晨空心(饭前),温黄酒送服。治女性少腹虚寒,带下纯白等。

（3）狗脊、木瓜、五加皮、杜仲，等分煎服，可治腰痛及小便过多。

蛤 蚧

蛤蚧为为壁虎科动物蛤蚧除去内脏的全体。蛤蚧为壁虎科中最大的一种，分布于福建、台湾、广东、广西、云南，蛤蚧为国家二级保护动物。每年 5 至 9 月捕捉，除去内脏，用扁竹条将四肢和头尾轻轻撑直，用文火烘干，将大小相同的两只合成 1 对，用线扎好。蛤蚧全体呈扁片状。头颈部及躯干部长 9～18 厘米，尾长 6～12 厘米，腹背部宽 6～11厘米。头大，扁长，眼大而凹陷成窟窿，上眼间距下凹呈沟状。角质细齿密生于颚的边缘，无大牙。背呈灰黑色或银灰色，并有灰棕色或灰绿色的斑点，脊椎骨及两侧肋骨均呈嵴状突起，全身密布圆鳞。四肢指、趾各 5，除第一指、趾外，均有爪。层细长而结实，上粗下细，中部可见骨节，色与背部同，质坚韧，气腥，味微咸。以体大、肥壮、尾全、不破碎者为佳。

中医认为蛤蚧味咸，性温；归肺、肾经；体腥气雄，可升可降；具有温肾助阳，益肺定喘的功效；主治肾虚阳痿，遗精，小便频数，消渴，肺肾两虚气喘，虚劳咳嗽。可以主治肾虚阳痿，腰痛，遗精早泄，小便频数者，可与淫羊藿、巴戟天、菟丝子等配伍，以增温肾止遗功效。

锁 阳

锁阳又名不老草，多年生肉质寄生草本植物，无叶绿素，生于干燥多沙地区。主要含有锁阳萜、花色苷、谷甾醇熊果酸，胡萝卜素及锌、锰、铜等多种微量元素，能增加血清糖皮质激素的浓度，有兴奋神经，增强体液免疫功能的作用。俗语称"三九三的锁阳赛人参"，说明其在强身健体等方面具有神奇的功效。它可平肝补肾、益精养血、润肠通便，治疗气血不足造成的不孕症，还可强筋健骨，补充钙质。对人体机能有很大益处；增强免疫功能；清除自由基；抗血小板聚集；具有糖类皮质激素样作用；补充维生素和矿物质。最新科学实验证明锁阳还具有防癌、抗病毒、延缓衰老的作用。适用于免疫力低下、易感染疾病者；中青年操劳事业而健康透支者；尿频便秘、失眠脱发、哮喘、痿弱早泄等多种慢性疾病患者。

小贴士

一般认为锁阳可壮阳，但未经炮制的锁阳可使睾丸功能显著降低。但经盐炮制后，对正常和阳虚小鼠的睾丸、附睾和包皮腺的功能有明显促进作用。在锁阳水提物中，成熟大鼠附睾精子数量及存活率明显增加，精子的活动率增强，是治疗男性不育的常用药。

腰腿疼痛的中成药疗法

临床上可用于腰部保健的中成药及中药汤头较多，但对于这类药物的选择和方剂的选用，首先要分清自身寒、热、虚、实，最好在医生的指导下，做到可对症治疗，方能取得好的效果。

六味地黄丸

【组成】熟地黄、山茱萸（制）、牡丹皮、山药、茯苓、泽泻。

【功能】滋阴补肾，兼益肝脾。

【主治】用于肝肾阴虚所致的腰膝酸软，头晕目眩，耳聋耳鸣，骨蒸潮热，盗汗遗精，口干口渴，失眠健忘，小便频数，经少经闭，舌红少苔，脉虚细数;或见小儿五迟五软,囟开不合等症。

【注意事项】忌辛辣油腻之品,可长期服用。但遇急性病证宜停服。密封贮藏,置阴凉干燥处。

【用法及用量】口服:成人每次 6～9 克,每日 2 次。温开水或温淡盐水送下;小儿每次 1.5～3 克,每日 2～3 次。口服液每次 1～2 支,每日 2～3 次。

【剂型及规格】水丸、片剂:每袋或瓶,120 克、250 克。蜜丸:每丸重 6 克、9 克。口服液:每支 10 毫升。

小贴士

　　人们习惯在秋冬服用六味地黄丸等品,以顺应"秋收冬藏"的养生规律。但是,春夏两季尤其是夏天作为"生""长"的季节,我们更要注意加强对身体基础物质的补充。夏季是一年中气温最高的季节,人体的新陈代谢十分旺盛,好多人在炎热的夏天常常出现全身乏力、食欲不振、容易出汗、头晕、心烦、昏昏欲睡等症状,甚至被中暑、呕吐、腹痛、腹泻等疾病所困扰。从养生角度来讲,坚持服用药性平和的六味地黄丸是没有季节性之分的。长期服用能明显改善人体体质,提高免疫力,增强人体抗病能力。

金匮肾气丸

【组成】熟地黄、附子(炮附片)、肉桂、山药、菟丝子等。

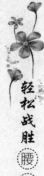

【功能】温补肾阳,填精补血。

【主治】肾阳不足,命门火衰。症见神疲乏力,畏寒肢冷,腰膝酸冷,阳痿遗精,大便溏薄,尿频,下肢浮肿等。

【注意事项】阴虚火旺者忌用;忌生冷油腻食物。

【用法及用量】口服:每次1丸,每日3次。

【剂型及规格】蜜丸:每丸重9克。

🍵 龟鹿补肾丸

【组成】菟丝子、仙灵脾、续断、锁阳、狗脊等。

【功能】温肾益精,补气养血,固涩止遗。

【主治】主治肝肾不足,精液不固之遗精滑泄,女性带下,崩漏之病症。可见头晕耳鸣,四肢发软,腰膝酸疼,夜尿多等。

【注意事项】服药期间禁房事。小儿忌服。阴凉干燥处贮藏。

【用法及用量】口服:每次1丸,每日2~3次,饭后温水送服。

【剂型及规格】蜜丸剂:每丸重9克,每盒装10丸。

🍵 壮腰健肾丸

【组成】狗脊、金樱子、鸡血藤、柔寄生、黑老虎、菟丝子、干斤拔、牛大力、女贞子。

【功能】壮腰健肾,养血,祛风湿。

【主治】肾亏腰痛、膝软无力、小便频数、遗精梦泄、风湿骨痛、神经衰弱,但以治疗肾亏外伤风湿腰痛为主。现代多用于慢性肾炎、腰肌劳损、类风湿性脊椎炎、神经官能症等。

【用法及用量】丸剂:62.5克/瓶,内服,3.5克/次,每日2~3次。

腰痛宁胶囊

【组成】马钱子粉（调制）、土鳖虫、麻黄、乳香、没药、川牛膝、全蝎、僵蚕、苍术、甘草。

【功能】消肿止痛，疏散寒邪，温经通络。

【主治】腰椎间盘突出症、腰椎增生症、坐骨神经痛、腰肌劳损、腰肌纤维炎、慢性风湿性关节炎。

【用法用量】黄酒兑少量温开水送服。一次 4～6 粒，一日 1 次。睡前半小时服或遵医嘱。

【剂型及规格】每粒装 0.3 克。胶囊 10 粒/板×2 板，铝塑板，特制黄酒（药引）10 毫升/支×5 支，玻璃瓶。

【禁忌】

(1)孕妇、小儿及心脏病患者禁服。

(2)脑出血后遗症及脑血栓形成的后遗症偏瘫患者试服时遵医嘱。

(3)注意癫痫患者忌服。

左 归 丸

【组成】熟地 8～50g，山药 6g，枸杞 6g，茯苓 6g，山萸 6g，炙草 5g。

【用法】水煎服。

【功效】补益肾阴。

【主治】真阴不足，腰酸遗泄，盗汗，口燥咽干，口渴欲积，舌尖红，脉细数。

【方解】左归饮源于六味地黄丸，方中重用熟地，滋肾填阴为主；山萸、枸杞加强滋肾阴养肝血为辅；茯苓渗湿健脾为佐、炙草，山药益气健脾，合并诸药而俱有益肾养肝健脾之功效。其与六味地黄丸不同处，在于本方适用于真阴虚而火不旺者，故不用泽泻、丹皮之清泻、纯为壮水之剂。

【临床应用】

（1）主要用于腰酸咽干、舌尖红、脉细数之肾阴不足证。兼有脾胃运化力弱，应加陈皮、砂仁等理气醒脾；盗汗甚者加入五味子等敛阴止汗；口渴重者加沙参、天花粉等生津止渴。

（2）填补肝肾真阴，主治真阴肾水不足，不能滋养营卫，渐至衰弱，或虚热往来，自汗，盗汗，或神不守舍，血不归源，或虚损伤阴，或气虚昏晕，或眼花耳聋，或口干舌燥，或腰酸膝软，或阳痿早泄。

【出处】《景岳全书》。

🫖 肾气丸

【组成】熟地黄240g，山药120g，山茱萸120g，泽泻90g，茯苓90g，丹皮90g，肉桂30g，附子30g。

【用法】为末。炼蜜为小丸，每服9g，或作汤剂。

【功效】温补肾阳。

【主治】与肾阳不足所致的腰腿软，身半以下常有冷感，小便不利或尿频，脉虚弱，以及痰饮，脚气，消渴等证。

【方解】方中以附子、肉桂温补肾阳为主药，以六味地黄丸滋补肾阴，为辅助药，二者合用，使阴阳协调，肾气充足，肾阳虚证自然消除。本方宗旨，正如《景岳全书》所说："故善补阳者，必于阴中求阳，则阳得阴助，而生化穷"。即甘温补肾阳之药往往与甘润补肾阴的药物同用，才能阴阳相互为用。

【临床应用】

（1）多用于慢性肾炎、糖尿病、腰痛，以及性神经衰弱等，以肾阳不足为要点。

（2）本方加牛膝、车前子，名济生肾气丸。其利尿消肿之力更强，可用于肾阳不足，腰重脚肿、水肿、小便不利等证。

(3)肾阳不足,气不化水之腰酸脚软,小便不利,阳痿遗精。

【出处】《金匮要略》。

右 归 丸

【组成】熟地 8～50g,山药 6g,枸杞 6g,山茱萸 3g,炙草 5g,肉桂 4g,杜仲 6g,制附子 7g。

【用法】水煎服。

【功效】温补肾阳。

【主治】肾阳不足,腰痛腰酸,肢冷,神疲,舌淡苔白,脉沉细。

【方解】熟地、山药、山萸、枸杞培补肾阴;肉桂、附子温养肾阳、炙甘草补中益气,杜仲强壮益精。共凑温补肾阳之效。

【临床应用】

(1)本方辩证要点是肾阳不足、命门火衰、气祛神疲、畏寒肢冷、阳痿、滑精、腰酸膝软、舌淡苔白、脉沉细;各气短者加人参、白术;火不暖土、泄泻腹痛者宜加炮姜、肉豆蔻;若血虚血滞、加当归。

(2)温补肾阳,填精止遗。主治肾阳不足,命门火衰,年老久病,而出现的气衰神疲,畏寒肢冷,阳痿滑精,腰膝软弱者。右照丸与肾气丸的不同点在于其纯补无泻,温补力强且益精。

【出处】《景岳全书》。

归 脾 丸

【组成】白术 9g,茯神 10g,黄芪 12g,龙眼肉 10g,酸枣仁 10g,党参 12g,炙甘草 5g,当归 10g,远志 10g,木香 10g。

【用法】加生姜 6g,大枣 3 枚水煎服。

【功效】健脾养心,益气补血。

【主治】

(1)心脾两虚,气血不足所致的心悸、健忘、失眠、食少体倦、面色萎黄、舌色淡白、脉弱。

(2)脾虚不摄所致的月经不调,崩漏带下,以及皮下出血等证。

【方解】方中四君子汤补气健脾,使脾胃强健、则气血自出、气能统血为主药;当归补血汤补气生血、使气固血充,为辅药;龙眼肉,酸枣仁,远志养心安神,木香理气醒脾,使补而不滞,均为佐药;生姜、大枣调和营卫,为使药。诸药合用,共凑益气健脾、补血养心之效。

【临床应用】

(1)用于心脾两虚的心悸、失眠;对于脾虚血少的血证,可加入阿胶、首乌、鹿角霜等补血、止血药同用。

(2)月经后期,色淡量少,或停经再生,淋漓不断,以及月经过多,伴有头晕、心悸、体倦等心脾两虚见症,可用本方治疗。

(3)可用于久病体虚遗精、盗汗、自汗、脏燥等证。

【出处】《济生方》。

金锁固精丸

【组成】沙苑蒺藜、芡实、莲须各 60g,龙骨、牡蛎各 30g。

【用法】莲子粉糊为丸,盐汤下。现代用法,每日 1～2 次,每次 9g,淡盐汤或开水送下,亦可按原方用量比例酌减,加入适量莲子肉,水煎服。

【功效】补肾涩精。

【主治】肾虚精亏。遗精滑泄,神疲乏力,四肢酸软,腰酸耳鸣。

【方解】方中沙蒺藜甘温柔润,不烈不燥而兼涩性,既补且固。芡实,莲肉固肾涩精、益气宁心,加强君药补肾固精之力。佐以龙骨、牡蛎莲须收剑固涩,则涩精止遗之功更著。诸药合用,既补且固,标本同治,为治疗肾虚不固、心肾不交之遗精滑泄之良方。

【临床运用】

（1）主治肾虚精亏，遗精滑泄，神疲乏力，四肢酸软，腰酸耳鸣。遗精一症，原因虽多，不过分其有火无火，虚实两端而已，且主要责之于肾。本方证属肾虚精关不固所致。

（2）运用本方以遗精滑泄、腰痛耳鸣、舌淡苔白、脉象细弱为辨证要点。

【出处】《医方集解》。

龙胆泻肝丸

【组成】龙胆草 6g，黄芩 9g，栀子 9g，泽泻 12g，木通 9g，车前子 9g，当归 3g，柴胡 6g，生甘草 6g（原书无剂量）。

【用法】作汤剂水煎服，剂量按病情轻重决定。也可制成丸剂，每服 6～9g，日两次，温开水送下。

【功效】泻肝胆实火，清下焦湿热。

【主治】肝胆实火上扰，头痛目赤，胁痛口苦，耳聋耳肿，或湿热下注，阴肿，阴痒，筋痿阴汗，小便淋浊，妇女湿热带下。

【方解】本方以龙胆草为主药，功能清泻肝胆实火、湿热，故名龙胆泻肝汤。龙胆草用来清肝胆实火，除下焦湿热。黄芩、木通、泽泻、车前子用来辅助泻火除湿，清利湿热。柴胡、当归、生地疏达肝气、补血养肝。甘草调和诸药。诸药合用，清中有散、降中有升，泻中有补，泻不伤正，与证治机理颇相吻合，是一首泻肝良方。

【临床运用】

（1）龙胆泻肝丸主要用于下焦湿热。临床常用于，治疗肝经湿热的早泄。本型早泄表现为房事时阴茎虽能勃起，但勃起后很快射精，性欲亢进，频频射精，头晕目眩，烦闷易怒，口苦咽干，小便黄赤，舌质红，苔黄或黄腻,脉弦数。在临床辨证时,应时刻注意,该方只适用于肝经湿热的实热,不能应用于虚证和阴虚阳亢者,此型患者亦不可用湿补之剂。

(2)运用本方以口苦,小便短赤,舌红苔黄腻,脉弦滑有力为辨证要点,其余各症不必悉俱,但见其一即是。

(3)本药要在医生的指导下使用,有报道说龙胆泻肝丸中的关木通对肾脏有损害作用,所以在应用时需加慎重,分清所含成分。

【出处】《医方集解》。

小贴士

从现有资料看,木通中毒剂量可造成肾小管损伤,重点为近曲小管,也包括远曲小管和集合管,突出表现在皮、髓交界部。这也是许多利尿药物的药理作用部位。木通的利尿药理作用是否与其肾毒性密切相关,尚有待进一步了解。不论情况如何,鉴于木通的强烈肾毒性,应用应十分慎重。木通急性中毒往往发展为慢性肾脏损害(慢性小管间质性肾炎)表明药物成分具有"胞浆毒"的特征,长期滞留于细胞内带来慢性损害。所以,龙胆泻肝丸治疗湿热型性功能障碍需要在医生的严密指导下进行,不可私乱用。

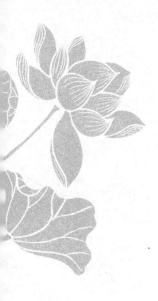

第七章
学会科学生活，让腰腿痛尽快好转

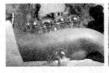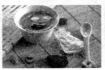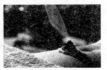

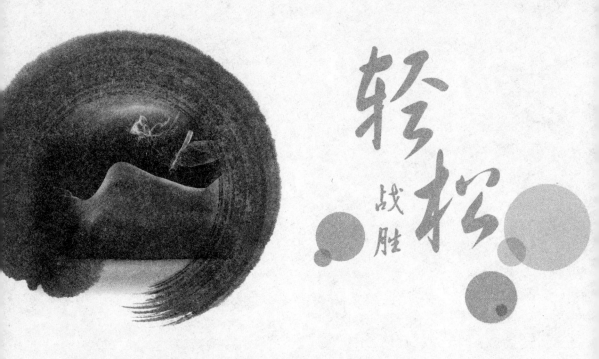

轻松
战胜

🌿 腰部疼痛，休息时腰下最好垫个枕

腰部疼痛腰下垫枕是好办法之一。不少腰腿痛患者，尽管他们已做过多项治疗，当时症状也一度有过好转，但不久又陷入了腰腿痛的困扰中。这类病人中许多人忘记或忽视了骨科医生反复叮嘱的一句话：除了治疗，晚上休息不仅要睡硬板床，还要在腰下垫软枕。

腰下垫枕可以维持腰椎呈生理前凸姿势，缓解白天劳累所致的腰肌过度牵伸，保证腰肌松弛，在夜间得到充分休息，巩固已取得的疗效。腰肌放松后，其血运也得到改善，有利劳损的腰肌逐步得到组织修复，增强肌力与肌张力，利于次日活动。对于腰椎和下胸椎压缩性骨折，腰下垫枕还有促进骨折逐步复位，减轻创伤性腰痛的作用。腰椎间盘突出症患者经腰下垫枕，可拉宽椎间隙，降低椎间盘压力，消除对腰部神经根的压迫,进而缓解腰腿痛。

具体方法是:将沙子2500克洗净沥干,加入压碎的花椒200克,生姜50克,粗盐250克,混在一起放在铁锅里炒热,纳入一个自制的长布袋里。然后,躺在床上取仰卧位,布袋用毛巾包好放入腰背部的悬空处进行热敷,敷到局部热乎乎,暖烘烘,出汗为止。为了巩固疗效,可坚持使用。使用腰垫有利于保障腰肌松弛及腰背肌伸力的增强,使腰肌劳损得到了修复,从而加强腰椎的稳定性,消除腰背部的不适症状。由于热敷的作用,可以达到通经活络的目的。

❀ 腰痛腿痛患者宜讲究睡姿

睡觉姿势正确与否,不仅关系到睡眠的质量,而且关系到腰部的保健和全身的健康。科学合理的卧姿应尽量使腰部保持自然的生理弧度,仰卧体位可以使腰椎间盘突出症患者全身肌肉放松,并使腰椎间隙压力明显降低,减轻椎间盘后突,降低骶腰部肌肉及坐骨神经的张力,这种卧姿对患有腰椎间盘突出症或伴有坐骨神经痛症状的其他下腰部疼痛的人最为适合。若侧卧位时应将双髋双膝关节屈曲起来,古人说"卧如弓"就是这种睡姿,它可以消除腰部的后伸,避免或减轻腰痛。

❀ 腰痛患者该不该腰带保护

有的医生说腰痛最好带腰带,有的医生说带了就有依赖了,最好不要带。到底腰痛患者该不该带腰带?根据多年的医学实践,笔者建议有腰痛的人最好带腰带。腰带可以起到两个作用,其一是保暖,其二是支持腰部。如果自己感到腰部无力,还是早用为好。腰带可以自己做,用旧棉布或内衣缝制,也可去商场购买,最重要的就是选择适合自己体形的来使用,尤其应以柔软、舒适为佳。腰带能充实腰段的生理弧度,

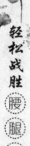
从而缓解了由于腰背段悬空所引起腰背肌紧张痉挛和疼痛,对腰肌劳损,腰椎间盘突出很好辅助治疗作用,一般腰痛患者可以使用。但需要注意的是腰带不可长期使用。

腰腿痛患者弯腰用力需加注意

(1)减少弯腰　有腰痛的人理要尽量减少弯腰,不论是平时或持重时。因为向前弯腰时腰间盘后移,若反复弯腰,一旦保护髓核的纤维环磨损,可能发生透明变性甚至断裂,特别是在后外侧的薄弱处。健康的椎间盘能将上部体重均匀地传至下位椎体面上,在身体垂直运动时起着缓冲震荡的作用。有时如果必须做弯腰动作,这时可以用弯膝下蹲动作来替代,简单讲就是尽量弯膝不弯腰。

(2)正确用力　俗话说立柱顶千斤,举重运动员能负重举起超过自身体重数倍的重量,就是利用了正确的技术。举重时,背肌用力使腰椎挺直,腹肌收缩后下蹲,腰部始终处于直立状态,收腹挺胸,这就是安全姿态。在坐姿时,腰部不能空,要紧靠椅背或用靠垫以使腰部直立,尤其对于长期坐着工作的人,不能让腰间盘后移,如司机、办公室人员等(图7-1)。

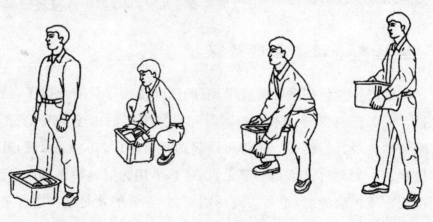

图7-1　日常搬运重物用力示意图

❀ 腰痛患者正襟危坐好处多

自我保健,是可以防治腰痛的。首先要保持良好的坐姿。"正襟危坐"可使腰骶部韧带、肌肉等不受到过度的牵拉,使腰椎乃至整个脊柱保持正直。坐椅子工作时,应将椅子拉向桌缘,在"正襟危坐"的基础上,尽量将腰背紧贴并倚靠椅背。(图7-2)这样可以降低腰椎间盘的内压,腰背、腰骶部的肌肉不至于太疲劳,可防腰痛。坐位工作1小时左右应站起来舒展一下身子,踢踢脚,伸伸懒腰,让腰部后伸几下,散散步,活动一下身子。腰部要注意保暖。即使在三伏天,在空调室中气温不宜调得过低,尤其不宜让冷气直吹腰部。

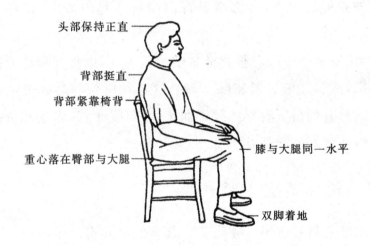

头部保持正直

背部挺直

背部紧靠椅背

重心落在臀部与大腿

膝与大腿同一水平

双脚着地

图7-2　腰腿痛患者正确坐姿示意图

❀ 姿势性腰痛患者如何自我治疗

姿势性腰痛主要是由于工作、学习、日常生活中不良姿势所引起。一项调查资料说明:人类因站、坐不同的姿势,而带给人体背部椎间盘

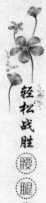
不同的压力,如以直立时脊椎间承受压力为一百单位做标准时,当采取站立姿势又弯腰取物时,压力升高到二百单位,若是坐着弯腰取物时,其压力更高达二百七十五单位。可见承受压力越大的姿势,越不能使用过久。因为不当的姿势用的愈久,腰背受到的伤害愈大。患有姿势性腰痛的人多与从事职业有关,如司机、店员、搬运工、护理人员和电脑族等,最易因固定姿势或姿势不正而引起腰酸背痛。而要消除姿势性腰痛,首先就要在卧、行等方面改善姿势。其次就是不良姿势的纠正。下面具体介绍纠正姿势的训练方法:

(1)坐位训练　患者坐在有靠背的普通木椅上,双髋、双膝屈曲九十度,腰椎和靠背之间尽可能靠紧,不留空隙,以减少腰椎的前屈。达不到这种姿势的患者,可选用靠背前侧有凸起的椅子,以利于训练的进行。

(2)站姿训练　患者腰背部紧贴墙壁直立,以腰椎和墙之间伸不进手为原则,然后逐渐屈髋屈膝下蹲。这是在座位的基础上进行的第二步训练。只有保持了直立的腰椎曲度,方可在步行、运动和负荷重物的活动中保持良好的功能状态。

❧ 腰痛腿痛不宜于睡软床

单位的老赵年过半百才买了一套大的单元房。回想起从参加工作到现在,一直睡的都是硬板床,现在条件好了,一定要买个好的床,还要买个软软的席梦思床垫。以前老赵的腰一直有点小毛病,可自从住进自己的新居,换了新的床和新的席梦思床垫以后,老赵常常在早晨起床感到腰特别的痛,有时在天还没有亮的时候就因为腰痛而痛醒,白天也常常腰背酸痛无力。

来到医院看病,医生详细询问并检查了老赵的症状后,告诉老赵说还是以前腰部的老毛病，刚买的软软的席梦思床垫可能是罪魁祸首。回家以后，老赵撤掉了软软的席梦思床垫，重新睡起了硬板床，很快腰痛就消失了，老赵逢人就说自己是穷命。俗话说"睡有睡相、坐有坐相"，人的一生有 1/3 时间是在床上度过的，所以患有腰部疾患的人选择好的床具对腰部保健特别重要。（图 7-3）

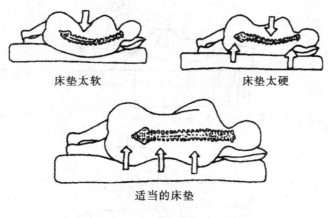

床垫太软　　　　　　　　　　床垫太硬

适当的床垫

图 7-3　床垫对脊柱影响示意图

🌺 腰腿痛患者下床的注意事项

　　腰腿痛急性期患者即使卧床休息，往往还需要下床。怎样下床才能避免腰椎过度活动，减少腰部负担呢？如仰卧位下床时，先将身体小心地向健侧侧卧，即健侧在下，两侧膝关节取半屈曲位，用位于上方的手抵住床板，同时用下方的肘关节将半屈的上身支起，以这两个支点用力，患者会较容易坐起，再用手撑于床板，用臂力使身体离床，同时使半屈的髋、膝关节移至床边，然后再用拐杖等支撑物支持站立。（图 7-4）按上述方法起床可使躯干整体移动，从而减少了腰部屈曲、侧屈、侧转等动作，不致引起腰部疼痛或不适。如患者难以单独下床，可在家属帮助下以同样方式下床。尤其是腰腿痛患者早晨醒来后不要马上起床，

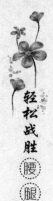
因为中老年人椎间盘比较松弛,如果突然由卧位变为立位,不仅容易扭伤腰背部,还可能影响神经系统,如伴有高血压病、心脏病的患者如果突然改变体位,还可能发生意外。正确的方法是醒来后,可在床上伸伸懒腰,舒展一下四肢关节,躺在床上休息一会再下床。

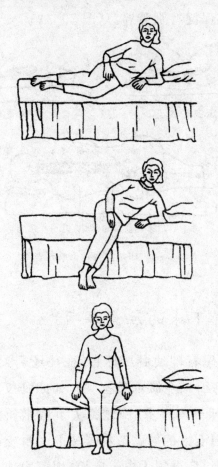

图 7-4　腰腿痛病人起床动作要点

腰腿痛患者不要穿高跟鞋

日常生活中,很多女性喜欢穿高跟鞋,特别是年轻女性。高跟鞋的高度一般约4~6厘米,甚至更高。穿上高跟鞋后,鞋跟的高度使身体重心相应提高,人体为了稳定由身体重心改变而失去的原有平衡,身体的肌肉张力,特别是腰背肌肉张力就会重新调整,创造新的平衡状态。因其骨盆的前倾增强,重力线通过骨盆后方,使腰部为支撑体重而增加负担,随之后伸增强,长期持续,会因腰背肌过度收缩而加重腰腿痛。由此可见,腰腿痛患者穿高跟鞋是不合适的。那么,腰腿痛患者是不是穿平底鞋才好呢?其实,平底鞋也不见得绝对有利,选择鞋跟高度为3厘米左右较为适宜。(图7-5)

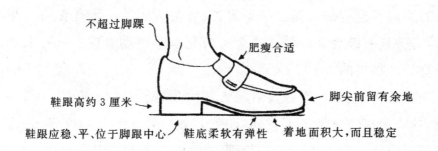

不超过脚踝

肥瘦合适

鞋跟高约3厘米

脚尖前留有余地

鞋跟应稳、平、位于脚跟中心　鞋底柔软有弹性　着地面积大,而且稳定

图7-5　腰腿痛患者穿鞋要点示意图

腰腿痛患者穿衣束腰勿过紧

衣着不仅用于遮盖形体,更直接的是保护形体,御寒保暖,是维持健康的需要。所以,自古以来,人们都视衣食住行为生活起居的四件大事,甚至将衣着列为四者之首,足见其为保健中不可忽视的紧要之事。如唐代医学家孙思邈说:"衣食寝处皆适,能顺时气者,始尽长寿之道。"

所以,腰腿痛患者衣着固然要美观、漂亮、大方,但衣着毕竟只是人之形体的装饰品,从健康角度,应首取宽舒合体,可御寒暑为宜。腰腿痛患者无论戴帽、穿鞋和衣着,都要适合自身形体的需要。衣着不可宽大,衣不着身,易受风寒。衣着更不宜过于窄小,紧衣窄裤,往往会妨碍腰部血液运行,影响身体健康;而是要兼顾生理卫生、劳动保护、作业安全、体育运动等方面的要求。另外腰腿痛患者要按照春夏养阳、秋冬养阴的保健原则,春夏之季,衣服要为人体阳气增长而设,其颜色以浅为宜。秋冬之季,以滋阴为计,衣服要略微紧身好。

腰痛患者搬重物最好带上护腰带

有很多人的腰痛是由于搬重物用力不当而引起,所以医学专家对患有腰痛搬重物的人提出一个忠告:此类人劳动之前先佩带一根阔腰带,对护理腰部会有好处。这个忠告是基于劳动者的实践经验和医学护理原理得出的。

搬重物劳动时,腰部需要较大的力量,既要灵活有力,又要柔软曲折,这样才能使身子上下贯通、动作自如。系上一根阔腰带,一方面对腰部肌肉是一种支托;另一方面腹部肌肉也受到一定的紧束,可以反射性地引起腰肌力力的增大。同时,佩带阔腰带也有利于用力时呼吸的调节,或用力屏气时瞬间力量的迸发。所以搬重物劳动时系上一根阔腰带对保护腰肌有一定的好处。

常用腰部护理阔腰带,由皮革、帆布或具有弹性的松紧带制成,佩带时应比较舒适地围系在腰部,不要太紧,以免压迫而引起疼痛或难受不适;也不能太松,以免达不到支托的作用。值得指出的是,佩带腰带的方法很有讲究,应该先深吸气,让腹部收缩后再围系上,这样可保证佩带后有一定的紧度,对腰部的支持作用也较为理想。

❀ 慢性腰腿痛患者其他注意

（1）注意保暖　有一部分人会因天气变化而出现腰痛或腰痛加重，而且有的患者腰痛症状会像天气预报一样准确。之所以如此是因为寒冷主要是通过腰背部血管收缩、缺血、瘀血、水肿等血液循环方面的改变而使患者产生腰痛的。中医也说寒性收引，寒冷可导致肌肉收缩。

（2）防娱乐过度　长时间地打麻将，腰背挺直、椎间盘和棘间韧带长时间地处于紧张僵直状态，日久就易使腰背疼痛僵硬，不能仰卧和转身。而且久坐会使骨盆和骶髂关节长时间负重，腰部缺少活动，气血易在腰部凝滞而出现气滞血瘀，影响下肢血液循环，而出现两腿麻木，久之可导致肌肉萎缩。在这种情况下，肌肉僵硬，稍一活动就可能扭伤或引起其他损伤，而导致腰痛。

（3）勿埋头久坐　一坐就是一整天，可不是好习惯，久而久之就出现腰酸背痛。在办公室长年工作的人员中，腰痛的发病率亦较高。脊柱外科学专家告诫人们：不宜"坐享清福"，久坐伤腰。长期坐位工作，尤其埋头弯腰，使腰背肌长期处于紧张状态，从而出现痉挛、缺血、水肿、粘连，腰背肌无力，甚至疼痛。

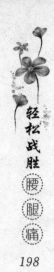

参考文献

[1] 王强虎. 中老年健康有约丛书[M]. 西安:世界图书出版公司,2004.

[2] 王强虎. 生活中的食物禁忌[M]. 西安:第四军医大学出版社,2006.

[3] 王强虎. 轻松读懂营养素丛书[M]. 西安:西安交通大学出版社,2006.

[4] 王强虎. 腰椎间盘突出症调养宜忌[M]. 西安:第四军医大学出版社,2007.

[5] 王强虎. 家庭日常滋补系列丛书[M]. 北京:人民军医出版社,2007.

[6] 梁邦祯. 黄帝内经素问临床解读[M]. 北京:中医古籍出版社,2006.

[7] 马继兴. 本草经辑注[M]. 北京:人民卫生出版社,2000.

[8] 葛洪. 肘后备急方[M]. 天津:天津科学技术出版社,2000.

[9] 孙思邈. 备急千金要方[M]. 北京:中医古籍出版社,1999.

[10] 孟诜. 食疗本草[M]. 合肥:安徽科学技术出版社,2003.

[11] 李时珍. 本草纲目[M]. 北京:北京科学技术出版社,2006.

[12] 黄志杰. 名医经典名著精译丛书[M]. 北京:科学技术文献出版社,2000.

[13] 程爵棠. 单方验方治百病[M]. 北京:人民军医出版社,2006.

［14］闪中雷. 小验方大疗效［M］. 石家庄:河北科学技术出版社,2006.

［15］王维编. 中国验方全书［M］. 赤峰:内蒙古科学技术出版社,2006.

［16］叶任高. 实用民间验方便览［M］. 北京:人民卫生出版社,2004.

［17］彭胜杰. 民间验方妙方精粹［M］. 北京:人民军医出版社,2004.

［18］孔祥廉. 腰腿痛的中医治疗［M］. 北京:中国中医药出版社,2005.

［19］李红桥,等. 腰腿痛患者的家庭养护［M］. 北京:科学技术文献出版社,2006.

［20］侯天印. 腰腿痛［M］. 北京:北京科学技术出版社,2001.

［21］杨桂宝. 腰腿痛食物疗法［M］. 上海:上海科学技术出版社,2000.

［22］肖守贵. 腰腿痛四季饮食［M］. 沈阳:辽宁科学技术出版社,2002.

［23］王强虎. 食物养生使用手册［M］. 西安:世界图书出版公司,2007.

参考文献